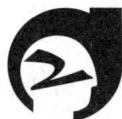

中药炮制技术

（中药专业）

主　　编　冯秀锟（山东省中医药学校）

编　　者　（以姓氏笔画为序）

　　　　　邓国旺（江西省中医药学校）

　　　　　刘　波（山东省中医药学校）

　　　　　吴玉珍（江苏省连云港中药学校）

　　　　　陈智忠（贵州省遵义中医学校）

责任主审　钟　淼（中国药科大学）

审　　稿　杨中林（中国药科大学）

　　　　　吴洪元（中国药科大学）

中国中医药出版社

·北　京·

图书在版编目（CIP）数据

中药炮制技术／冯秀锟主编．—北京：中国中医药出版社，2003.3（2021.12 重印）
中等职业教育国家规划教材
ISBN 978－7－80156－393－4

Ⅰ. 中…　Ⅱ. 冯…　Ⅲ. 中药炮制学－专业学校－教材　Ⅳ. R283

中国版本图书馆 CIP 数据核字（2002）第 099875 号

中国中医药出版社出版

发行者：中国中医药出版社
　　　　（北京经济技术开发区科创十三街 31 号院二区 8 号楼　电话：64405721　邮编：100176）
　　　　（邮购联系电话：84042153　64065413）
印刷者：山东百润本色印刷有限公司印刷
经销者：新华书店总店北京发行所
开　本：787×1092 毫米　16 开
字　数：270 千字
印　张：11.5
版　次：2003 年 3 月第 1 版
印　次：2021 年 12 月第 20 次印刷
书　号：ISBN 978－7－80156－393－4
定　价：35.00 元
如有质量问题，请与出版社发行部调换（010 64405510）

中等职业教育国家规划教材
出 版 说 明

　　为了贯彻《中共中央国务院关于深化教育改革全面推进素质教育的决定》精神，落实《面向 21 世纪教育振兴行动计划》中提出的职业教育课程改革和教材建设规划，根据教育部关于《中等职业教育国家规划教材申报、立项及管理意见》（教职成［2001］1 号）的精神，我们组织力量对实现中等职业教育培养目标和保证基本教学规格起保障作用的德育课程、文化基础课程、专业技术基础课程和 80 个重点建设专业主干课程的教材进行了规划和编写，从 2001 年秋季开学起，国家规划教材将陆续提供给各类中等职业学校选用。

　　国家规划教材是根据教育部最新颁布的德育课程、文化基础课程、专业技术基础课程和 80 个重点建设专业主干课程的教学大纲（课程教学基本要求）编写，并经全国中等职业教育教材审定委员会审定。新教材全面贯彻素质教育思想，从社会发展对高素质劳动者和中初级专门人才需要的实际出发，注重对学生的创新精神和实践能力的培养。新教材在理论体系、组织结构和阐述方法等方面均作了一些新的尝试。新教材实行一纲多本，努力为教材选用提供比较和选择，满足不同学制、不同专业和不同办学条件的教学需要。

　　希望各地、各部门积极推广和选用国家规划教材，并在使用过程中，注意总结经验，及时提出修改和建议，使之不断完善和提高。

教育部职业教育与成人教育司
二〇〇二年十月

前　　言

本教材是根据国家中医药管理局中药专业教学指导委员会审定，以教育部颁布的教学计划和教学大纲为依据编写的全国中等职业教育国家规划教材，供中等职业学校中药专业面向中药营销、中药药剂和药材生产等专门化方向的学生使用，也可作为从事中药饮片和中药炮制加工的在职职工的培训参考教材，并可供中药科研、中医临床工作者参考。

《中药炮制技术》主要讲授中药炮制的基本理论、基本知识和基本技能。为贯彻"必需为准、够用为度、实用为先"的中等职业教育教材编写原则，适应时代对中药人才的要求，在教材编写中，力求结合中医药特色，使教材内容密切联系生产实际，做到思想性、科学性、先进性、启发性和适用性相结合，努力体现中等职业教育特色，注重学生动手能力的培养和全面素质的提高。

为使理论联系实际和突出职业技能，我们除在实验指导中安排了 8 个实验外，还将常用的炮制技术，制作成《中药炮制操作技术》多媒体课件，以培养学生实际操作的动手能力并体现教学与生产相结合的原则。

参加本书编写的有山东省中医药学校高级讲师冯秀锟（执笔总论，各论第二章、第三章第一节和实验指导，并负责全书的统稿工作）；山东省中医药学校高级讲师刘波（执笔各论第一章、第三章第二节）；江苏省连云港中药学校高级讲师吴玉珍（执笔各论第四章）；江西省中医药学校高级讲师邓国旺（执笔第五章、第九章）；贵州省遵义中医学校讲师陈智忠（执笔第六章、第七章和第八章）。

本书在编写过程中承蒙山东省中医药研究所王琦研究员审读，并提出了宝贵意见，还得到了参编学校领导及教师的大力支持和帮助，在此一并表示衷心的感谢。

由于时间仓促及编者水平所限，书中不足与错误之处在所难免，恳望各校师生及读者在使用中发现问题并提出宝贵意见，以便进一步修订和完善。

编者

二〇〇二年九月

目 录

总 论

各 论

总　论

第一章　绪　言

中药炮制是中医药科学体系中制药技术的一部分。中药必须按照《中华人民共和国药典》中的规定要求进行炮制。中医临床用药使用中药炮制品，是中医用药的特色和防病治病的优势。中药炮制是以中医药理论为指导，根据临床需求和中药材自身性能，为满足医疗、调剂、制剂的不同要求所进行的一项制药技术。炮制在历史上又称为"炮炙"、"修治"、"修事"等。现代多用"炮制"一词。

第一节　中药炮制的起源与发展概况

一、中药炮制的起源

中药炮制是伴随着中药的发现和用于治病而产生的。"药食同源"一词，生动形象地说明了人类为了生存，在寻找食物的过程中，从发现药物、认识药物到有意识地应用药物治病的实践过程。人类早期为了使药物利于服用，而进行的洗净、打碎等最简单的加工处理，便是中药炮制的萌芽。

二、中药炮制的发展概况

从现存的中医药历史文献记载分析，中药炮制的发展大体可分为五个时期，现将五个时期中药炮制发展的特点分述如下。

（一）春秋战国～唐代（中药炮制的起始期）

春秋战国时期：《五十二病方》是迄今为止我国已发现的最古的医方，大约成书于春秋战国时期。在收录的283个方剂和247种药物中，已有净制、切制、水制、火制、水火共制等炮制方法和用醋、酒等辅料炮制药物的内容。《五十二病方》中，不仅有炮制名称的记载，而且有炮制内容和炮制方法的描述。《灵枢经》为战国至秦汉时代的著作，书中已有"咀"、"渍"、"判"和"治半夏"、"生桑灰"等炮制方法和炮制品。

汉代：汉代的中药炮制技术有了很大进步和发展，这个时期已初步确立了中药炮制的目的和原则，并出现了大量的炮制方法和炮制品，但炮制方法都比较简单。

《神农本草经》是我国最早的药学专著。在书中的序录中，论述了当时药物应用时的炮制原则。在记载的药物中，论述了具体的炮制方法。如"药有……根茎华实、草石骨肉"，"阴干暴干，采治时月……土地所出，真伪陈新，并各有法。"这是药物采收、选择药用部位及干燥的炮制原则。"药有……生熟……药有……宜水煮者，宜酒渍者……并随药性，不得违越。""若有毒宜制，可用相畏相杀者。"这是改变药物性能和有毒药物的炮制原则。"朴硝……炼饵服之"，"蝟皮……酒煮杀之"，"露蜂房……火熬之良"，"桑螵蛸……采蒸之"等等，是具体药物的炮制方法。

《金匮玉函经》《金匮要略方论》和《注解伤寒论》等著作中关于中药炮制的论述，一般散见于处方的"脚注"中，并与制剂、煎法等相联系。据不完全统计，当时已有70余种中药，分别应用去皮、去皮尖、去心、去皮心、去芦、去毛、去节、去目、去瓤、去足、去翅足、㕮咀、切、破、碎、捣、擘、剉、研、水渍、苦酒渍、洗、洗去腥、洗去咸、汤洗、酒洗、水浸、酒浸、汤泡、熬、炒、炮、烧、炼、炙、姜炙、酥炙、煮、酒煮、东流水煮、蒸、煨、发芽等40余种炮制方法；并应用了苦酒（醋）、酒、姜、蜜、酥等辅料炮制中药。对中药的炮制质量也提出了具体规格，如"㕮咀者，即今之剉如麻豆大是也。""以苦酒渍乌梅一宿，去核，蒸之五升米下，饭熟取，捣成泥"等。对炙、熬、烧的炮制规格说的更明确，如"生狼牙一两，炙香。""皂荚二枚，去皮子，炙焦。""瓜蒂一分，熬黄。""蜘蛛十四枚，熬焦。""杏仁半升，去皮尖，熬黑。"王不留行、蒴藋细叶、桑东南根"烧灰存性，勿令灰过。"对中药炮制的目的和作用也有论述，如石韦去毛"不尽令人淋"。

唐代：孙思邈的《备急千金要方》和《千金翼方》中，对中药炮制技术进行了初步归纳和补充，并说明了部分药物的炮制作用。在炮制技术的归纳和补充方面，《备急千金要方》在"合和第七"一节中，对当时的熬炼节度进行了归纳。在炮制方法上，《千金翼方》补充了水飞的操作方法。对熟地黄的蒸法及炮制质量作了描述，"浸讫，候好晴日便早蒸之，即暴于日中，夜置汁中以物盖之，明朝又蒸。古法九遍止。今但看汁尽色黑熟蒸三五遍亦得。"在药物炮制作用方面，《备急千金要方》中说明了部分药物炮制后的作用，如"凡礜石……不炼，生入药，使人破心肝……凡用椒实微熬令汗出，则有势力……凡丸散用胶，先炙使通体沸起燥，乃可捣"等。

总之，从春秋战国、汉代、南北朝至唐代，中药炮制的发展，取得了两方面的成就。一是将唐及唐代以前的炮制方法，归纳成较为系统的炮制通则。二是文献中已出现了专门论述炮制内容的章节和专门的炮制著作。如《备急千金要方》的"合和第七"中云："诸经方用药，所有熬炼节度，皆脚注之。今方则不然，于此篇具条之，更不烦方下别注也"。特别指出的是，南北朝时期的《雷公炮炙论》是我国最早的炮制专著，在其序中云："某不量短见，直录炮、熬、煮、炙，列药制方，分为上、中、下三卷，有三百件名，具陈于后。"本书也是学习和研究中药炮制的重要参考资料。

（二）五代~宋代（中药炮制技术的形成期）

这一时期由于生产力的发展，特别是宋代官方对中医药学的重视，促进了中医药学的发展，也使得中药炮制技术有了长足的进步，并使之初具规模。现代应用的各种炮制方法至宋代多已出现或与之近似，基本奠定了中药炮制技术的基础。特别是宋代《太平惠民和剂局方》的出现，不仅规范了制备成药时依法进行饮片炮制的工艺，也使中药炮制形成了较为系统的炮制通则。在规范中药炮制方面，如《太平惠民和剂局方》的"论炮炙三品药石类例"一章，论述了18种中药的炮制，并规定"凡有修合，依法炮制"。其中，对某些中药的炮制提出了质量要求，还记载了炮制对中药性味功效的影响和变化。又如，宋代《妇人大全良方》中，专设"辨识修制药物法度"一节，在论述的247种中药的炮制中，对炮制方法及质量要求，进行了多达20余次的规律性的归纳，如"辰砂……雄黄……已上并研令极细，如面无声"等等。对中药进行"依法炮制"和按"修制法度"进行药物炮制，起到了保证炮制品质量的作用，具有很高的实用价值。宋代的医药著作除总结了宋代以前的炮制方法外，还收录了新出现的炮制方法，如制霜法等。

总之，中药炮制发展至宋代，各种炮制方法、炮制原则、炮制品种已初具规模。

（三）金元～明代（中药炮制理论的形成期）

宋及宋代以前，对中药炮制的作用，虽有总结或概括，但单独的篇幅较少，大多散在处方的"脚注"中。自元代起，这种概括逐渐增多，到明代已发展成较为系统的理论概括，基本形成了传统的中药炮制理论。

如元代的《汤液本草》，在"用药酒洗曝干"篇中，对酒制药物的理论概括为："黄芩、黄连、黄柏、知母，病在头面及手梢皮肤者，须用酒炒之，借酒力以上腾也。咽之下，脐之上，须酒洗之，在下生用。大凡生升熟降。大黄须煨，恐寒则损胃气。至于川乌、附子须炮，以制其毒也。黄柏、知母下部药也，久弱之人，须合用之者，酒浸曝干，恐寒伤胃气也。熟地黄酒洗亦然。当归酒浸，助发散之意也。"在"用圆散药例"篇中又说："去湿以生姜……去膈上痰以蜜。"元代《十药神书》中首次提出"大抵血热则行，血冷则凝，见黑则止"的炭药止血理论。

明代徐彦纯在《本草发挥》中，概括了童便制和盐制的炮制作用，即"用附子、乌头当以童便浸之，以杀其毒，且可助下行之力，入盐尤捷也"。又有"心虚则盐炒之"、"以盐炒补心肺"之论。陈嘉谟在《本草蒙筌》"制造资水火"一篇中，对辅料炮制作用和目的，进行了较为系统和扼要的理论概括，指出："凡药制造，贵在适中，不及则功效难求，太过则气味反失……酒制升提，姜制发散。入盐走肾脏，仍使软坚；用醋注肝经，且资住痛。童便制，除劣性降下；米泔制，去燥性和中。乳制滋润回枯，助生阴血；蜜制甘缓难化，增益元阳。陈壁土制，窃真气骤补中焦；麦麸皮制，抑酷性勿伤上膈。乌豆汤、甘草汤渍曝，并解毒致令平和；羊酥油、猪脂油涂烧，咸渗骨容易脆断。有剜去瓤免胀，有抽去心除烦。"明《医学入门》中总结为"芫花本利水，无醋不能通"，"诸石火煅红，入醋能为末"；"凡药入肺蜜制，入脾姜制，入肾用盐，入肝用醋，入心用童便；凡药用火炮、汤泡、煨、炒者去其毒也"。缪希雍的《炮炙大法》亦较为著名，部分内容摘自《雷公炮炙论》，大部分内容反映了当时的具体炮制方法。在卷首总结出了"雷公炮炙十七法"。

总之，金元至明代，前人零散的炮制经验，得到了比较系统的归纳和概括，成为后世的炮制理论。陈氏的"适中"、"不及"、"太过"之说，已成为中药工作者用来控制炮制工艺和评价炮制品质量的常用专业术语，足见陈氏理论对后世中药炮制的影响之深。

（四）清代（中药炮制技术的沿用和炮制品种扩大期）

清代的有关中药炮制的方法和理论，基本上是沿用明代，并略有补充。在炮制品种上，除数量增加外，运用多种辅料进行炮制为其特点。此外，在医药界对某些炮制原则和品种提出了不同观点，展开了学术争鸣。

清代的医药著作都非常重视中药的炮制。如《本草从新》提出"药品修治，必须如法"。《得配本草》认为"药有制法，制得其宜，性味功用为之变化"。《本草便读》指出，只有"明乎制炒之法，然后可以运用治病"。张仲岩的《修事指南》，是一部炮制专著，除较为系统地记述了各种炮制方法外，还对炮制理论作了进一步的总结和归纳，并增添了许多新的理论概括。如"吴茱萸汁制抑苦寒而扶胃气，猪胆汁制泻胆火而达木郁，牛胆汁制去燥烈而清润"，"煅者去坚性，煨者去燥性，炙者取中和之性，炒者取芳香之性，浸者去燥烈之性，泡者去辛辣之性，洗者取中正之性，蒸者取味足，煮者取易烂，煎者取易熟"等等，从而充实了中药炮制理论。

应当指出的是，对传统的中药炮制方法，从明代开始就有不少学者提出质疑，这种质疑一直延续到清代。如杨时泰在《本草述钩元》中，不同意熟地黄用酒水煮法，他说："市中惟以酒水煮熟者，不可用。"吴仪洛在《本草从新》中说："凡炒白术，止宜炒黄，若炒焦则气味全失"，"市医尝将熟地、枸杞等炒作炭用，是甘润善阴之品，变而为苦燥伤阴之物，非徒无益，而又害之矣。"赵学敏在《本草纲目拾遗》中对仙半夏制法提出质疑，"今药肆所售仙半夏，惟将半夏浸泡，尽去其汁味，然后以甘草浸晒，入口淡而微甘，全失本性，名曰仙半夏，并非照方制法。医家亦视虚人有痰者用之，以为性平和而不伤于燥烈，是无异食半夏渣滓，何益之有？"等。

总之，清代虽然在归纳和概括炮制理论上有所发挥，增加了许多炮制品种，并对某些中药的炮制工艺和方法是否妥当提出了某些看法，但从总体上看，清代的炮制基本是沿用了元、明时期的理论、技术，而创新较少。

（五）现代（中药炮制技术及理论的整理提高期）

新中国成立后，在"中国医药学是一个伟大的宝库，应当努力发掘，加以提高"的指导下，中药炮制学得到了前所未有的发展。《中华人民共和国药典》（以下简称《中国药典》）从1963年起，把中药炮制作为法定内容予以收载。在《中国药典》（一部）的附录中，收载了中药炮制通则。在各药项下所载炮制方法逐版增多，对统一和规范炮制方法及规范中药饮片质量起到了保障作用。1999年新组建的国家药品监督管理局，强化了对中药材及其饮片生产全过程的监督管理，特别是逐步实施了中药材"文号"管理等措施，有力地促进了中药饮片质量的标准化、规范化和中药生产的机械化、现代化。

在教学和人才培养方面：一是沿袭了"师徒相承"的带徒方式，使炮制技术和实践经验得以薪传，培养了从事炮制技术的专门人才。从20世纪90年代起开展的全国名老中医药专家带徒工作，相继带出了两批研究炮制科学的高级炮制骨干人才；二是举办了炮制培训班，提高了在职中药炮制技术人员的业务素质和技术水平；三是学校教育得到长足发展。自20世纪50年代建立起的全国高等和中等中医药院校，都把中药炮制作为一门学科加以学习和研究，并先后编写出版了高等和中等中医药院校统一教材《中药炮制学》，为全国各地的科研、医疗、药材等单位培养了炮制人才，为继承和发扬中药炮制学奠定了坚实的人才基础。

在中药炮制研究方面：现在全国已经形成了由从事中药炮制教学、科研、医疗、生产等工作的中高级科技人员组成的队伍，他们陆续开展了炮制文献（如炮制经验整理、炮制文献考证）和炮制实验（如净制、切制、炮制工艺、炮制化学、炮制药理、炮制原理、炮制临床等）研究，都取得了显著的成就。20世纪50年代末全国各省、市相继制定了中药饮片炮制规范，对统一炮制工艺、保证饮片质量起到了积极作用。《中药炮制经验集成》、《历代中药炮制资料辑要》（内部资料）、《历代中药炮制法汇典》（古代部分和现代部分）、《全国中药炮制规范》等炮制专辑资料为炮制教学、科研提供了参考资料，并为统一全国炮制方法提供了依据。尤其是在国家"七五"、"八五"期间实施的40种中药饮片系统研究，取得了重大突破和显著的科研成果，并把中药炮制研究工作发展到一个崭新的阶段。我们相信，正在实施的国家"九五"期间的中药饮片系统研究，必将对中药炮制现代化作出积极贡献。

在饮片生产方面：为适应中医药事业的迅速发展和中药饮片需求量的增加。1955年前后，全国各地陆续建立了不同规模的中药饮片厂，改变了手工作坊的饮片生产格局。"七五"期间，国家还对全国44个中药饮片厂进行技术改造，厂房得到了改造，设备得到了更新，使全国中药饮片生产取得了突破性进展。

第二节　有关中药炮制的法规

从事中药饮片炮制行业的工作人员，在业务工作中，必须遵守和执行的主要法规有：

一、《中华人民共和国药典》（2000年版）

"药典"是国家法定的记载药物名称、性质、形状、成分、用量以及配制、贮藏方法等的法典。《中国药典》（2000年，一部）对中药饮片的炮制方法、质量标准等内容作了明确的规定。

二、《中华人民共和国药品管理法》（2001年2月28日修订）

它是为加强药品监督管理，保证药品质量，保障人体用药安全，维护人民健康和用药的合法权益制定的。在中华人民共和国境内从事药品的研制、生产、经营、使用和监督管理的单位或者个人，必须遵守本法。

药品必须符合国家药品标准。依照本法第十条中的规定执行，"中药饮片必须按照国家药品标准炮制；国家药品标准没有规定的，必须按照省、自治区、直辖市人民政府药品监督管理部门制定的炮制规范炮制。"

三、《全国中药炮制规范》（1988年版）

中华人民共和国卫生部药政管理局编，这部部级中药饮片炮制标准（暂行），共收载554种常用中药及其不同规格的炮制品（饮片）。十几年来，在统一中药炮制方法，控制中药饮片质量和振兴中医药事业等方面作出了积极贡献。

四、《中药饮片质量通则》(1994 年)

为继承饮片加工炮制经验和技术，进而结合现代科学手段发扬这一制药遗产，不断提高饮片质量，国家中医药管理局特制定本标准。

该标准是在《中国药典》(1995 年版)和《全国中药炮制规范》(1988 年版)的基础上，结合各地生产实际情况，对某些质量项目进一步做出了具体规定。适用于中药饮片生产、批发、零售及医疗单位药房。

该标准分为《中药饮片生产过程质量标准通则(试行)》和《中药饮片质量标准通则(试行)》两部分。

《中药饮片生产过程质量标准通则(试行)》中对每道加工工序(包括挑选整理、水处理、切制、粉碎、干燥、炮制等)提出了质量要求、质量指标和检查方法。

《中药饮片质量标准通则(试行)》对中药饮片的性状、片型、水分、药屑杂质、包装等作出了质量标准和检查方法方面的具体规定。

复习思考题

1. 古代和现代常用的炮制名称有哪几个？
2. 中药炮制技术发展大体分为几个阶段？扼要说明其主要特点。
3. 我国古代专门论述炮制内容的著作有几部？说明著作的名称、作者及成书年代。
4. 试述中药炮制应遵守的主要法规名称及主要内容。

第二章　中药炮制的目的及对药物的影响

第一节　中药炮制的目的

中药炮制的目的主要有以下几方面。

一、使中药符合饮片（炮制品）要求的净度标准，保证药用剂量的准确和临床疗效，并利于贮藏和进一步炮制。如净选加工中对中药材进行的清除杂质、除去非药用部位、分离不同药用部位的净制处理，以及中药切制和炒炙后的净制等。

二、利于调剂和制剂。中药材只有通过炮制，才能为调剂和制剂提供符合配方和临床要求的中药饮片（炮制品）。

三、增强疗效。如种子类药物炒黄后，有效成分易于溶出，使药效增强。如具有润肺止咳功效的百合，蜜炙后能增强作用。

四、增加药物的作用部位，改变药物作用的趋向。如知母归肺、胃、肾经，能升能降，生知母偏于升；盐炙后的盐知母偏于降，专于入肾。生大黄苦寒沉降，泻下峻烈；酒炙后的酒大黄则升提，引药上行，清上焦实热。生香附上行胸膈，外达肌表；醋炙后的醋香附入肝，增强了疏肝止痛作用。

五、改变或缓和药物性能。如生地黄味甘、苦，性寒，能清热凉血；酒蒸后的熟地黄味甘，性微温，则滋阴补血。生何首乌解毒消痈，润肠通便；黑豆汁蒸制后的制何首乌，则滋阴补肾，乌须黑发。生石膏清热泻火，生津止渴；煅制后的煅石膏，则收湿敛疮。生麻黄辛温发散，发汗力强；蜜炙后的蜜麻黄，则发汗作用较和缓。

六、降低或消除药物的毒性或副作用。如生草乌有大毒，多作外用；清水煮制的制草乌，毒性降低，一般供内服。生厚朴辛辣峻烈，对咽喉有刺激性，多不内服；生姜汁煮制后的姜厚朴，可消除对咽喉的刺激性，并增强宽中和胃的功效，内服多用。生肉豆蔻有滑肠的副作用；肉豆蔻煨后，脂肪油含量降低，抑制肠蠕动的作用增强，具毒性作用的肉豆蔻醚明显减少。

七、矫味矫臭，利于服用。如生僵蚕表面被有菌丝，具腥臭味，多不生用；麸炒后的麸僵蚕，经高温可去除白僵菌的分泌物，并具焦麸香气，便于服用。生鳖甲质地坚硬，具腥臭味；沙烫醋淬后可矫其腥臭，质变酥脆，便于服用。

第二节　炮制对中药药性的影响

炮制对中药的四气五味、升降浮沉、归经及毒性的影响，是中药炮制的基本理论，是解释中药炮制目的和作用的依据之一。

一、炮制对中药四气五味的影响

如性味甘寒的生地黄，经性味甘辛大热的黄酒蒸制成熟地黄后，其性由寒变温，甘味增强。生地黄为清热凉血药，熟地黄为滋阴补血药。性味苦寒的黄连，经性味辛温的生姜汁制后，其苦寒之性得以缓和，辛温制苦寒，即所谓以热制寒，称为"反制"。黄连若经味苦性大寒的胆汁制后，其苦寒之性增强，即所谓寒者益寒，称为"从制"。

二、炮制对中药升降浮沉的影响

如莱菔子能升能降，生品以升为主，能涌吐风痰；炒黄后功专沉降，则降气化痰，消食除胀。大黄苦寒，作用下行、沉降；经辛热具升浮之性的黄酒制后，则兼有清上焦热的功能。

三、炮制对中药归经的影响

如知母生用泻肺胃之火；经盐制后，专于入肾经，其滋阴降火作用增强。又如入肺蜜制、入脾姜制、入肾用盐、入心用童便等。药物经炮制后，对某一脏腑或经络的作用增强，能适应临床医疗的需要。

四、炮制对中药毒性的影响

许多有毒性的中药，通过炮制，能达到去除毒性的目的，从而保证临床用药的安全和有效。如净选加工（蕲蛇去头）、白矾水浸泡（半夏）、醋制（芫花、甘遂）、清水煮或清蒸（草乌、川乌）、豆腐煮（硫黄）、制霜（巴豆、千金子）、面裹煨（肉豆蔻）、水飞（朱砂、雄黄）等方法。

第三节　炮制对调剂、制剂的影响

炮制是中药调剂和中药制剂的基础，对保证汤剂和其他各种剂型的临床疗效都具有重要意义。

一、炮制对中药调剂的影响

利于调剂是炮制的目的之一。调配后的方药多制备汤剂，而汤剂仍是目前应用最为广泛的一种剂型，因此，炮制与调配处方和中药汤剂的疗效关系密切。

1. 为调剂工作提供符合净度标准的中药饮片（炮制品）。

2. 为汤剂提供符合临床需要的标准饮片（如各种炒制和去除毒性或副作用后的炮制品），保证汤剂的安全和有效。

3. 利于配方时的称量和处方各药用量的准确。炮制使一些药物形体变小，利于用量偏小、特别是微小用量饮片的称量和剂量的准确。

4. 提高汤剂的质量。饮片（炮制品）利于溶媒的渗入，使有效成分易被煎出，从而提高汤剂疗效。

5. 预防配方差错事故的发生。饮片表面显露中药的内部特征，容易识别，可避免混淆。传统饮片中，某些中药还具有特有的，甚至是固定的片型，更易识别。

二、炮制对中药制剂的影响

利于制剂是炮制的目的之一。各种剂型处方的配制，离不开中药饮片（炮制品），因此，炮制与制剂处方的配制和各种剂型的疗效关系密切。

1. 为制剂处方的配制提供符合净度标准的中药饮片（炮制品）。

2. 为制剂提供符合处方需要的各种规格标准的饮片（如各种炒制和去除毒性或副作用后的炮制品），保证制剂产品的安全和有效。

3. 利于各种剂型的制备（如液体剂型的浸渍、渗滤或煎煮等；固体剂型中的药物粉碎和提高出粉率等），提高制剂产品的质量和疗效。

第四节　炮制对中药理化性质的影响

炮制可以使中药所含的某些化学成分发生变化，这种变化可能是量变，也可能是质变。中药化学成分的变化，直接影响到中药疗效的发挥。

一、炮制对含生物碱类中药的影响

例如炮制对草乌、川乌、槟榔、麻黄中所含生物碱的影响。草乌和川乌用清水煮后，可使毒性强的双酯型生物碱（乌头碱）水解为毒性较小的单酯型生物碱，或进一步水解为毒性极小的醇胺型生物碱，从而达到"解毒"的目的，其水解产物仍然有效。槟榔用冷水浸泡21天后，再切片，可使水溶性的槟榔碱损失达30.09%，故必须改革槟榔的水浸泡切片法。比较槟榔湿饮片曝干和阴干后所含生物碱的量，结果表明，曝干比阴干低23.40%。这是因为曝晒可使生物碱与鞣质的结合状态遭到破坏，使稳定性降低，故槟榔湿饮片以阴干为宜。麻黄净选时，是挑拣去含总生物碱远远低于草质茎的木质茎，留下具平喘作用的草质茎。木质茎基本不含麻黄碱。

二、炮制对含苷类中药的影响

例如炮制对大黄、槐花、芥子、黄芩、苦杏仁中所含苷的影响。大黄所含的番泻苷及蒽醌苷为泻下有效成分。经酒炒后，酒大黄所含的结合型蒽醌较生大黄有所减少，泻下作用有所缓和；炒炭后，大黄炭中结合型大黄酸大量破坏，番泻苷已不存在，因此，泻下作用极微弱。槐花、芥子、黄芩、苦杏仁等含苷类成分的中药，往往同时含有相应的分解酶，在一定条件下可造成苷类减少，从而降低药效。为避免苷类成分被酶水解，通常用炒黄（如槐花、芥子）、清水煮（如黄芩）、清蒸（如黄芩）、焯法（如苦杏仁）等方法，达到杀酶保苷的目的。

三、炮制对含挥发油类中药的影响

例如炮制对苍术、枳壳、肉豆蔻中所含挥发油的影响。苍术经麸炒后挥发油含量减少39%；经米泔水炒后挥发油含量减少47%。枳壳经麸炒后挥发油含量减少约50%。肉豆蔻煨后，挥发油（内含有毒性的肉豆蔻醚）减少约20%，应用煨肉豆蔻的急性中毒发生率较生品降低。

四、炮制对含鞣质类中药的影响

例如炮制对槟榔、槐花、大黄中所含鞣质的影响。槟榔切制后的湿饮片，不能曝晒，要阴干或烘干。曝晒后发生鞣质缩合反应生成鞣酐（即槟榔红），致使饮片发红。槐花炒炭后的鞣质含量，比生槐花增加了4倍。大黄炮制后总鞣质含量均有下降，酒大黄下降约18%；熟大黄下降约50%；大黄炭下降约80%。

五、炮制对含有机酸类中药的影响

例如山楂炒焦。焦山楂所含的总有机酸，仅保留了32.80%，缓和了生山楂的酸味和对胃的刺激性。

六、炮制对含脂肪油类中药的影响

例如炮制对巴豆、千金子、木鳖子、柏子仁、瓜蒌子中所含脂肪油的影响。巴豆、千金子、木鳖子等去油制霜后，可缓和泻下作用，降低毒性。柏子仁、瓜蒌子等去油制霜后，可避免滑肠致泻的副作用。

七、炮制对含树脂类中药的影响

例如藤黄豆腐蒸。豆腐能部分溶解藤黄中有毒性的酸性树脂，使毒性降低，便于入丸散内服。

八、炮制对含蛋白质类中药的影响

例如巴豆去油制霜中的加热处理。可破坏巴豆中的毒性成分（一种毒性球蛋白——巴豆毒素），使巴豆霜的毒性降低。

九、炮制对含无机成分中药的影响

例如炮制对白矾、磁石、自然铜、炉甘石中所含无机成分的影响。白矾经煅烧后失去结晶水成为无水硫酸铝钾，增强了吸水、收敛、防腐、抑菌和对蛋白质凝固的作用。磁石火煅醋淬后，由氧化铁变为醋酸铁，增加了溶解度。自然铜煅淬后产生醋酸亚铁，其水煎液中亚铁离子含量高于生品水煎液，并易于人体吸收。炉甘石煅烧后变为氧化锌，具收湿敛疮的作用。

复习思考题

1. 举例说明中药炮制的目的。
2. 举例说明炮制对中药药性的影响。
3. 试述炮制对调剂、制剂和中药理化性质的影响。

第三章　中药炮制常用辅料及质量要求

辅料是指药物加工炮制中的辅助药物；或指能易于控制锅的温度，使药物均匀受热的一些中间传热体。辅料炮制亦可看作是一种采用比较特殊方法的中药配伍形式。主药在辅料或中间传热体的影响下，向着更有利于防病治病方面转化，改变其劣势，发挥其优势，起到增强主药疗效，或降低主药毒性，或使主药适应临床医疗需求之目的。

目前常用的辅料，可分为固体辅料和液体辅料两大类。

一、固体辅料

（一）麦麸

为禾本科植物小麦的种皮。主含淀粉、蛋白质、维生素。选取片大，无细麸和面粉者为佳。用时要筛净细麸和面粉。

麦麸味甘，性凉，能益气，调中，止汗。炮制用麦麸熏炒药物，是借助麦麸发出的焦香和浓烈的烟气，使药物气香和呈现出鲜艳的黄色，还可用于控制锅温，达到"借麸入中"，"资其谷气"，健脾和胃，"抑酷性"，缓和药物燥性和矫味、赋色的目的。用麦麸炮制的药物有枳壳、苍术、薏苡仁、僵蚕、椿皮等。

（二）稻米

为禾本科植物稻（粳稻或糯稻）的种仁。主含淀粉、蛋白质、脂肪。炮制药物时可选用大米或糯米。

稻米味甘，性平，归脾、胃经，能补中益气，健脾和胃，除烦渴，止泻痢。炮制用稻米熏炒药物，除用焦香烟雾使药物气香和呈现出黄色外，还因稻米受热后呈现黄棕色，可用来控制炮制品质量标准和锅温，达到降低药物刺激性和毒性或增强疗效的目的。用稻米炮制的药物有斑蝥、红娘子、党参等。

（三）伏龙肝

又名灶心土，为久经柴草熏烧的灶中土块。主含硅酸、氧化铝及氧化铁等。选取全体呈红褐色，无沙粒，块大，质细软者，用刀削去焦黑部分及杂质，粉碎，过筛，使成极细粉末后应用。

伏龙肝味辛，性温，入脾、胃经，能温中燥湿，止呕止血。炮制用伏龙肝拌炒药物，能使药物表面挂满土粉，具土香气，达到"归中"，引药入脾，温中燥湿，"补中焦"，以及缓和药物燥性的目的。另可用于控制锅温。用伏龙肝炮制的药物有白术、山药等。

（四）河沙

以米粒大小，颗粒均匀，无土粉者为佳。用时先用铁丝筛筛去粗粒及石块，再用一号罗罗去较细的沙粒，用清水淘洗干净，晒干备用。炮制用河沙作中间传热体，能使药物均匀受热，质地变得酥松，还可用于控制锅温，达到利于药物粉碎和煎出有效成分，以及破坏药物毒性，除去非药用部位的目的。用河沙炮制的药物有鳖甲、穿山甲、骨碎补、马钱子、龟甲、狗脊等。

（五）蛤粉

为帘蛤科动物文蛤或青蛤的贝壳经煅制粉碎后的灰白色粉末，主含氧化钙等。

蛤粉味苦、咸，性寒，归肺、肾、胃经，能清热化痰，软坚散结，制酸止痛。炮制用蛤粉作中间传热体，能使药物均匀受热，形体鼓起、成珠，质地变得酥松，具香气，还可用于控制锅温，达到利于药物粉碎和入煎剂，以及矫臭去腥的目的，并增强清肺化痰之力。用蛤粉炮制的药物有阿胶等。

（六）滑石粉

为硅酸盐类矿物滑石族滑石经精选、净化、粉碎、干燥而制得的白色或类白色，微细，手摸有滑腻感，无砂性的粉末。主含含水硅酸镁。

滑石粉味甘、淡，性寒，归膀胱、肺、胃经，能利尿通淋，清热解暑，祛湿敛疮。炮制用滑石粉作中间传热体，能使药物均匀受热，形体鼓起，质地变得酥松，具香气，还可用于控制锅温，利于药物粉碎和煎出有效成分，以及矫臭去腥、杀死微生物的目的。用滑石粉炮制的药物有鱼鳔、水蛭、刺猬皮、狗鞭等。

（七）白矾

为硫酸盐类矿物明矾石经加工提炼而成的结晶。主含含水硫酸铝钾。用时除去杂质，捣碎成粗末。

白矾味酸、涩，性寒，归肺、脾、肝、大肠经，外用解毒杀虫，燥湿止痒；内服止泻，祛除风痰。炮制用白矾浸泡或煮制药物，多取其防腐，解毒，防止药物浸漂时的腐烂，降低有毒药物的毒性的作用，还能增强炮制品祛风痰、燥痰的作用。用白矾炮制的药物有半夏、天南星、白附子等。

（八）豆腐

为豆科植物大豆的种子加工而成的乳白色固体，主含蛋白质、脂肪、碳水化合物。用时切成片，或在豆腐块中间挖一不透底的洞穴后备用。

豆腐味甘，性凉，归脾、胃、大肠经，能益气和中，生津润燥，清热解毒。炮制用豆腐蒸制或煮制药物，多取其解毒，去油垢，降低药物的刺激性和毒性的作用，用豆腐炮制的药物有藤黄、硫黄、珍珠（做过装饰品的"花珠"）等。

（九）朱砂

为硫化物类矿物辰砂族辰砂经水飞而成的朱红色极细粉末。炮制用飞朱砂，含硫化汞不得少于96.0%。

朱砂味甘，性微寒，有毒，归心经，能清心镇惊，安神解毒。炮制用飞朱砂拌制药物，多取其清心、安神之功，并能与药物起协同作用，达到增强药物疗效的目的。用飞朱砂拌衣的药物有茯苓、茯神、远志、麦门冬等。

二、液体辅料

（一）酒

制药用酒有黄酒、白酒两大类。除另有规定外，炮制药物一般用黄酒。黄酒为米、麦、黍等用曲酿制而成，含乙醇15%～20%，尚含糖类、酸类、脂类、矿物质等成分。一般为淡黄色透明液体，气味醇香特异。

黄酒，亦称米酒、绍兴酒。山东的"即墨老酒"亦属黄酒系列。味甘、苦、辛，性大温，有毒，归心、肝、肺、胃经，能通血脉，御寒气，行药势。炮制用黄酒，多取其活血通络，缓和寒性或增强药物温性，行药势，引药上行（升提），矫味，解毒和有助于药物有效成分溶出的作用，以提高疗效。用黄酒炮制的药物有大黄、白芍、当归、川芎、白花蛇、黄连、黄芩、熟地黄、山茱萸、女贞子等。

用白酒炮制的药物有蟾酥等。

（二）米醋

亦称苦酒、酢、醯。炮制用醋，一般采用米醋、高粱醋或其他发酵醋。米醋是以米、麦、高粱以及酒糟等酿制而成。主要成分为醋酸（乙酸），约占4%～6%，尚有灰分、维生素、还原糖等成分。一般为黄棕色至深棕色澄明液体，味酸气特异。醋以存放时间越长越好，习称"陈醋"。米醋味酸、苦，性温，归肝、胃经，能散瘀，止血，解毒，杀虫。炮制用米醋，多取其助药力，引药入肝经，入血分，散瘀，解毒，矫味，改变药物的理化性质，使药物质地酥脆和有助于药物有效成分溶出，提高疗效等作用。用米醋炮制的药物有香附、青皮、莪术、三棱、延胡索、甘遂、芫花、乳香、没药、鸡内金、龟甲、穿山甲、自然铜、磁石、五味子、硇砂等。

（三）食盐水

食盐为海水或盐井、盐池、盐泉中的盐水经煎晒而成的结晶。主含氯化钠。

食盐味咸，性寒，归胃、肾、大肠、小肠经，能涌吐，清火，凉血，解毒。炮制用食盐水，多取其引药入肾，引火下行，增强药物疗效等作用。食盐水的制备方法：将食盐用适量水溶解后，滤过，备用。用食盐水炮制的药物有知母、杜仲、黄柏、小茴香、橘核、车前子、砂仁等。

（四）生姜汁

生姜为姜科植物姜的新鲜根茎，主含挥发油，尚含姜辣素等。

生姜味辛，性微温，归肺、脾、胃经，能解表散寒，温中止呕，化痰止咳。炮制用生姜汁，多取其温中，开痰，止呕，缓和药性（如寒性、刺激性等），解毒等作用。生姜汁的制备方法：先将生姜洗净，捣烂，加适量清水，压榨取汁，姜渣再加适量清水，重复压榨一次，合并汁液。或将净生姜切厚片或干姜片捣碎，加适量清水煎煮，待沸后 30 分钟，过滤，挤出渣内汁液。姜渣再煎煮一次，合并煎液即得。或将生姜片与药物一块煮制，如厚朴、半夏、白附子的炮制。用生姜炮制的药物还有黄连、草果、竹茹等。

（五）蜂蜜

为蜜蜂科昆虫中华蜜蜂或意大利蜂所酿的蜜。主含果糖、葡萄糖。炮制所选用的蜂蜜为半透明，带光泽，浓稠，白色至淡黄色，或橘黄色至黄褐色的液体，气芳香，味极甜，含还原糖不得少于 64.0%，放久或遇冷渐有白色颗粒状结晶析出。蜜蜂采自某些有毒植物如杜鹃和颠茄科类植物的花蜜是有毒的，购蜜时应注意。蜂蜜应贮藏于干燥容器内（忌金属容器），密闭，置阴凉（5℃~10℃）干燥处。蜜内放入生姜片少许，可预防发酵。

蜂蜜味甘，性平，归肺、脾、大肠经，能补中，润燥，止痛，解毒。炮制用炼蜜，多取其补中益气，润肺止咳，缓和药性，矫味矫臭，解毒等作用。炼蜜的制备方法：取原蜂蜜置锅内，文火加热至沸，趁热除去死蜂、杂质及浮沫后，用文火继续熬炼，炼至颜色稍深，粘度增强时即得。炼蜜在室温 25℃时，其相对密度应不低于 1.349。百合、槐角蜜炙时，要将蜂蜜炼至颜色呈红棕色，粘性强的"老蜜"。用蜂蜜炮制的药物还有黄芪、甘草、桑白皮、枇杷叶、款冬花、紫菀、麻黄、马兜铃等。

（六）羊脂油

为牛科动物山羊或绵羊的脂肪油。经验认为，以尾油为佳。主要成分为油脂，含饱和脂肪酸和不饱和脂肪酸。

羊脂味甘，性温，能补虚润燥，祛风，化毒。炮制用羊脂的炼油，多取其补虚助阳的作用。羊脂油的炼制方法：将羊脂切碎，文火熬炼至油出尽，去渣取油即得。用羊脂油炮制的药物有淫羊藿等。

（七）米泔水

米泔水为淘米（大米或小米）时第二次滤出之灰白色混浊液体，实为淀粉与水的混悬液，含少量淀粉及维生素。应现用现取，以防酸败。大量生产用米泔水，可用大米粉 2kg，加水 100kg，搅拌均匀代米泔水用。

米泔水味甘，性凉，能清热凉血，利小便。炮制用米泔水，多取其对油质的吸附功能，有降低药物辛燥之性，增强健脾和中之力的作用。用米泔水炮制的药物有苍术等。

（八）甘草汁

甘草为豆科植物甘草、胀果甘草或光果甘草的干燥根及根茎，主含甘草甜素。

甘草味甘，性平，归心、肺、脾、胃经，能补脾益气，清热解毒，祛痰止咳，缓急止痛，调和诸药。炮制用甘草汁，多取其调和诸药，缓和药性，降低药物毒性的作用。甘草汁的制备方法：取甘草片加适量清水，第一次煎煮30分钟后，过滤。残渣再加适量清水，第二次煎煮20分钟后，过滤，合并两次滤液即得。用甘草汁炮制的药物有半夏、白附子、巴戟天、远志、吴茱萸等。

（九）黑豆汁

黑豆为豆科植物大豆的黑色种子。主含蛋白质、脂肪和碳水化合物。

黑豆味甘，性平，归脾、肾经，能活血，利水，祛风，解毒。炮制用黑豆汁，多取其引药入肾，解毒，降低药物毒性的作用。黑豆汁的制备方法：取净黑豆加适量清水，第一次煎煮约4小时后，过滤。豆渣再加适量清水，第二次煎煮约3小时后，过滤，合并两次煎液即得。用黑豆汁炮制的药物有何首乌、川乌、草乌等。

（十）胆汁

胆汁为牛、猪、羊的新鲜胆汁。传统认为，牛胆汁为佳。胆汁主含胆酸钠、胆色素、粘蛋白等。

胆汁味苦，性大寒，归肝、胆、肺、大肠经，能清肝明目，利胆通肠，解毒消肿。炮制用胆汁，多取其清肝胆之火、改变药性和降低药物毒性的作用。用胆汁炮制的药物有天南星等。

（十一）饮用水

为天然水经净化处理所得的水，其质量应符合中华人民共和国国家标准 GB5749 –85《生活饮用水标准》。

饮用水为中药炮制的常用水。如中药材的洗漂、喷淋、浸泡、渍润等洗涤、软化用水和蒸法、煮法、燀法、提净法、水飞法等法中的用水，以及液体辅料煎煮时的用水等。

此外，液体辅料还有石灰水、麻油、酥油、吴茱萸汁、萝卜汁、鳖血等。

复习思考题

1. 应用辅料炮制药物的临床意义是什么？
2. 试述中药炮制常用辅料的名称、使用前的处理方法和炮制药物时的作用。

第四章　中药饮片的质量管理

一、中药饮片的质量要求

1. 净度

净度是指饮片（炮制品）中所含杂质及非药用部位的限度。药材在切制饮片前和饮片干燥后或炮制品在炮制前和炮制后，都要有一个净度的标准，只有这样才能保证处方调配剂量的准确。《中国药典》（2000 年版，一部）中对净制后的药材称"净药材"。国家中医药管理局《中药饮片质量标准通则（试行）》中对中药饮片的杂质、药屑等作了具体规定，保证了临床用药的安全和有效。

为使炮制工艺完整并能指导具体炮制操作，故将杂质、药屑的限量标准分散于各章节中。本教材还在各药饮片操作中，强调了炮制后药屑的去除。

2. 片型及粉碎粒度

（1）片型　要符合《中国药典》、《全国中药炮制规范》（1988 年版）和《中药饮片质量标准通则（试行）》中的规定。切制后的饮片应厚薄均匀、表面光洁、无整体，败片应在限度以内。具体规定的限度参阅"饮片切制"。

（2）粉碎粒度　对不宜切制成饮片或根据医疗特殊需要进行粉碎的药物，要有一定的粉碎度，但又不可过碎。粉碎后的药物应粉粒均匀，无杂质。其粉末或颗粒要符合《中国药典》、《全国中药炮制规范》（1988 年版）和《中药饮片质量标准通则（试行）》中的要求。

3. 色泽和气味

中药炮制对中药饮片的色泽和气味有特殊要求。如要求中药饮片要显示其固有的色泽或气味；或用受热后炮制品表面或断面的色泽变化，以及气味特征（发出香味或药材固气味或醋、蜂蜜的气味等）来控制或判断炮制品的质量及其规格标准，若炮制品的色泽或气味发生变异，说明其内在质量也发生了变异。故色泽或气味的变化，是中药饮片内在质量变化的标志之一。中药饮片的色泽和气味必需符合《中国药典》、《全国中药炮制规范》（1988 年版）和《中药饮片质量标准通则（试行）》中所规定的标准。

4. 水分

控制中药饮片中的含水量在适宜的范围内，不仅可以防止霉败变质，利于贮藏，还可保证配方剂量的准确。一般炮制品的含水量宜控制在 7% ~ 13%。关于《中药饮片质量标准通则（试行）》中对各炮制法规定的具体要求，见有关章节。

5. 包装检查

包装除应符合《中华人民共和国药品管理法》（2001 年 2 月 28 日修订）第六章的规定要求外，还应检查其是否完好无损，对防止炮制品贮藏中的变质和运输中的保质、保量都有其重要作用。

中药饮片的质量还有灰分的限量、浸出物的含量、显微及理化鉴定、有效成分的含量测定、有毒成分限量（包括毒副作用成分、重金属含量、砷盐含量、农药残留量等）、卫生学检查（如检查所含的致病菌、大肠杆菌、细菌总数、霉菌总数及活螨等）等质量要求。

二、中药饮片的卫生、安全和生产管理

中药饮片生产的地点和炮制场所要设置在环境整洁、无污染源、通风良好、光线好、利于排水的地方，场地要符合生产要求；水质要符合饮用水标准。炮制从业人员每年至少要进行一次体检，建立健康档案。传染病及严重皮肤病患者，严禁从事中药饮片生产。

中药饮片的安全生产，除严格遵守有关规定外，炮制人员在炮制有毒药材时，要严格执行双人验收核发制度，并防止与其他炮制品混淆，所用炮制器具要认真刷洗、清理，其辅料及弃物要妥善处理。

中药饮片的生产管理，这里主要指产品质量。中药饮片生产必须执行《中国药典》、《全国中药炮制规范》（1988 年版）和《中药饮片质量标准通则（试行)》中的有关规定。

三、中药饮片的贮藏保管

中药材的贮藏保管方法，一般均适用于饮片。但由于部分饮片经过切制，或用辅料，或用其他方法进行了炮制，其在形状、体积、厚薄、气味、色泽及理化性质等方面都发生了改变，特别是饮片内部组织的破损或暴露，增加了与空气的接触面，比一般原药材易于氧化变质，气味芳香类饮片更易走失香气，具有一般原药材所不具备的特性，增加了贮藏保管中的难度。

本书对部分炮制品贮藏方法作了介绍。现就饮片贮藏保管中的有关问题强调如下。

1. 作好饮片贮藏保管前的质量检查

饮片在贮藏前，除验准品名、规格、数量等外，还要对"净药材"和"饮片"的性状、片型、药屑杂质含量、水分含量等进行鉴定或测定，看是否符合规定标准。否则应进行处理，使其符合规定标准后，再入库或装入适宜包装物内贮藏。

2. 依据饮片的特性，选择适宜的容器存放

容器上注明的品名、规格等要与所贮饮片相符合。对于易于吸潮的蜜制品和盐制品、易于挥发的酒制品和醋制品，应贮藏于缸、瓮、坛等能密闭的干燥容器内；或用塑料袋包装后，再放包装箱内贮藏。对于人参片、鹿茸片等贵重细料饮片，或含糖量较多的熟地黄、党参、当归等饮片，除用能密封的容器贮藏外，还可选用复合薄膜材料，用真空密闭贮藏。炭药极易复燃引发火灾，可贮于缸、瓮、铁桶等既能抗燃，又能密封的容器中。

3. 尽量应用目前贮藏保管中的新技术

如用真空包装贮存易发生虫蛀、霉变、泛油的饮片。用抽出袋中空气，充入氮气或二氧化碳等惰性气体的充气包装，贮藏花类饮片，以保色，防止所含成分的氧化。在包装袋中放入无毒的除氧剂，可贮藏易于发生霉变、虫蛀、油败和氧化变质的饮片。

4. 严格控制饮片保存期限

所有饮片都应有一个贮存期限。如常山饮片，存放 4 年后生物碱含量下降1/3。对于芳香性和易变质的饮片应在短期内用完，以免成分含量降低而失效，影响治疗效果。

饮片贮藏保管工作，涉及防病治病的效果和广大人民群众用药的安全和有效。贮藏保管

工作责任重大，重于"泰山"。

复习思考题

1. 目前对中药饮片质量进行哪几项内容的检查？
2. 简述中药饮片在卫生、安全和生产管理中的一般要求。
3. 试述中药饮片贮藏保管工作中的要点。

各　论

第一章　净选加工

净选加工是除去与药材来源不同的物质和所含的无机杂质；区分药材不同的药用部位和对药材进行"分档"及其他简单加工的一类操作。

净选加工后的中药材称为"净药材"。药材在切制、炮炙、调剂和制剂时，均应使用净药材。经过净选加工后的"净药材"，有的可直接供临床应用，故又可称为"饮片"或"炮制品"。

净制包括清除杂质、除去非药用部位、分离不同药用部位和其他加工等。

第一节　清除杂质

清除杂质包括挑选、颠法、筛选、风选、洗、漂等操作。

一、挑选

是用手挑拣去混在药材中的杂质、霉败品；或区分不同药用部位；或按药材大小、粗细进行"分档"的操作。下以枸杞子、白术为例加以说明。

枸杞子　枸杞子净选。枸杞子最易生霉、变色。要将霉变的果实和残留的果梗除去，其杂质含量不超过0.5%，才符合药用净度标准。

白术　白术的分档。白术的根茎大小不等，软化处理前，为使浸泡和闷润的时间一致，要用挑选法进行分档，以保证饮片质量。

二、颠法

花椒去除果柄用颠法操作。将花椒置药匾的上方，药匾倾斜成30°左右的角度，两手同时向药匾斜上方用力颠簸，在颠簸中，球形的果皮下滑，并逐渐与果柄分离，将留在药匾斜上方的果柄除去，使花椒符合药用净度标准。

三、筛选

药材的筛选，传统手工操作是用药筛、罗或铁丝筛等器具，运用一定的手法与技巧，筛去或罗去药物中的杂质；或用药筛将形体大小不等的药物分开。现多使用筛药机器。

炮制用药筛一般有六种型号：

1. 一号筛（又叫菊花筛） 孔眼内径为 16mm ~ 20mm，用于筛菊花、桑叶等。

2. 二号筛（又叫玄胡筛） 孔眼内径为 10mm，用于筛延胡索、浙贝母等。

3. 三号筛（又叫大中眼筛） 孔眼内径为 7mm，用于筛半夏等。

4. 四号筛（又叫小中眼筛） 孔眼内径为 5mm，用于筛香附米等。

一至四号药筛多用于药材的分档操作。

5. 五号筛（又叫大紧眼筛） 孔眼内径为 3mm，用于筛牵牛子、薏苡仁等。

6. 六号筛（又叫小紧眼筛） 孔眼内径为 2mm，用于筛牛蒡子等。

五至六号药筛多用于筛除药材中的杂质。

炮制用罗一般有两种型号：

1. 一号罗 孔眼内径为 1mm，用于罗荆芥等。

2. 二号罗 孔眼内径为 0.5mm，用于罗槐米、麦麸等。

铁丝筛多在麸炒或沙烫操作中应用。用于筛除麸炒后的焦麦麸，或将沙烫后的炮制品与河沙分离。

下面举例说明药筛及罗在净选中的应用。

菊花 菊花由于包装过程中被挤压成团，不利于配方时的称量。如强行分开，花朵易碎。净选时，可用一号筛将成团的花朵筛出，用清水喷淋，待湿润后，将其分开，并拣去花中杂质，干燥。

桑叶 桑叶的叶片较大，不便于配方称量和煎煮。净选时，先将桑叶搓碎，再用一号筛筛选，未通过药筛的叶片，再行揉搓，使碎叶片完全通过一号筛的筛孔，从而使桑叶符合药用破碎度的要求。

延胡索 延胡索的块茎大小不一，为使软化时间一致，浸泡前，要用二号筛进行分档，分别浸泡，以确保饮片质量。

半夏 半夏用白矾溶液浸泡前，必须用三号筛进行分档，分别进行浸泡，使生半夏的毒性降低程度一致，确保清半夏的产品质量和临床疗效。

香附米 醋制香附用"香附米"。将光香附串轧成颗粒状，通过四号筛筛孔的称"香附米"。筛内的大颗粒，继续串轧，直到颗粒全部通过四号筛为止。

牵牛子 为使牵牛子符合药用净度标准，要用五号筛筛去干瘪的种子和杂质。

牛蒡子 为使牛蒡子符合药用净度标准，要用六号筛筛去杂质。

荆芥段 为使荆芥段符合药用净度标准，要用一号罗罗去段中混有的泥土和灰屑。

槐米 为使槐米符合药用净度标准，用二号罗罗去槐米中的泥土和碎屑，并拣净枝梗。

麦麸 麸炒需用净麦麸，要用二号罗罗去麦麸中的面粉及细麦麸。

河沙 沙烫使用的河沙，先用铁丝筛除去石块及大沙粒后，再用一号罗罗去沙屑，并把罗放入清水中，洗去泥土，将罗内的细沙粒洗净，晒干后备用。

振荡式筛药机（图 1 - 1）是目前常用的筛选机器。

振荡式筛药机操作：将切制后的湿饮片（或待筛药物）放入筛箱内，启动机器，筛箱在曲轴的带动下，做前后往复运动和上下跳动，筛箱内的饮片（或药物）在跳动中进行分档或

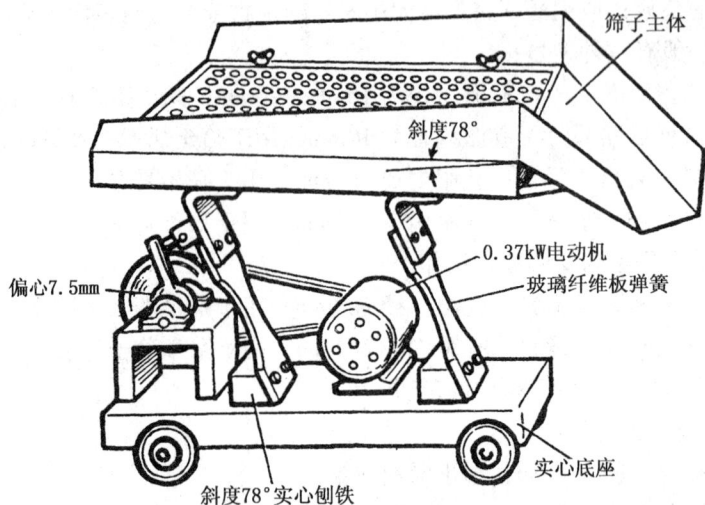

图 1-1　振荡式筛药机

被筛选干净。该机一般有 8 种不同孔径的筛箱，供筛选时选用。

四、风选

传统手工操作多用簸箕，借扬簸时的风力，将药材与杂质等分开。现多使用风选机器。

簸箕扬簸，分簸去杂质和簸取药物两种操作手法。举例如下：

白茅根　白茅根段中的鳞叶、细根等轻飘杂质，可用簸去杂质的手法除净。

桑叶　取用药筛筛选符合破碎度要求的桑叶碎叶，用簸取药物的手法，将比沙石、泥块等杂质轻飘的碎叶簸出，沙石、泥块等留在簸箕内。簸出的桑叶碎片，再过罗后供药用。

风选机器的种类较多，现简要介绍滑栅吸式风选机（图 1-2）和旋风分离吸式风选机（图 1-3）。

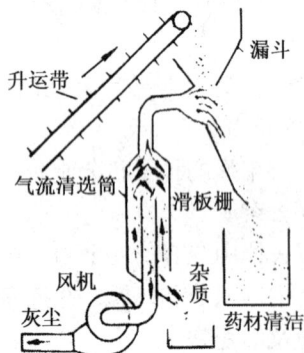

图 1-2　滑栅吸式风选机

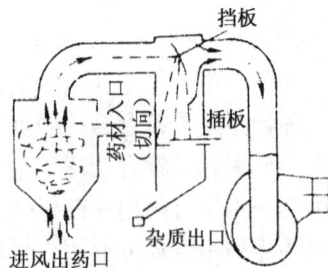

图 1-3　旋风分离吸式风选机

滑栅吸式风选机操作：待风选药材经升运带被送入漏斗后，落入滑板栅上，当药材经各滑板间隙下落时，药材中的杂质、尘土等被各滑板间隙中的气流吸走，进入气流清选筒，干净的药材则落入贮药器内。滑板间隙气流（风力）的大小，可根椐不同药材进行调整。

旋风分离吸式风选机操作：当待风选药材进入旋风分离器后，药材中的杂质、尘土等被分离器中的气流吸入沉降筒内，在挡板的作用下发生沉降。干净的药材从旋风分离器的进风出药口中流出。气流的速度，以调节至能使杂质等旋浮并被气流吸走，而药材能在该气流中下降为宜。

五、洗

洗涤是保证药材洁净的重要操作，亦可结合切制饮片前的水处理进行。在保证药材洁净的前提下，为缩短药材在水中的时间，应尽量采用"抢水洗"，防止药材"伤水"。现举例如下。

牡蛎　贝壳类的牡蛎用清水浸泡后，用刷子反复刷洗去层纹中的泥沙和附着的苔藓等杂质，晒干后，碾成粗末供配方用。

菟丝子　将形体细小、种皮坚硬的菟丝子，盛在罗内，在多量清水中反复搓洗去泥土，干燥后，再作进一步炮制。

六、漂

漂洗多用于具有毒性（见复制法），或含有盐分，或具有腥臭味（如人中白）等类药材。现举例如下。

昆布　将昆布用清水泡至膨胀后，反复搓洗去盐分和杂质，并要每天换水1~2次，漂至口尝无咸味时，稍晾，切成宽丝片，干燥，除净药屑。

淡苁蓉片　将盐苁蓉放入多量清水中漂洗，每天要换水2~3次，直到漂至口尝无咸味时（即为淡苁蓉），再捞出进行晒晾，闷润至柔软适中后，切厚片，干燥，除净药屑即得。

第二节　除去非药用部位

为保证药材质量，符合药用净度标准，某些植物药材的栓皮、外壳、绒毛、芦头，或动物的头、足、翅等必须除去。仅举几例。

厚朴　厚朴去除栓皮，用刀刮去即可。经测定，厚朴栓皮中，基本不含厚朴酚及和厚朴酚等有效成分，故应刮除。

草果仁　草果去除果皮。草果入药用草果仁（种子）。将草果用武火炒至果皮鼓起、表面呈焦黄色时，取出，放凉，搓去果皮后，先用药筛筛除大片果皮，再用簸箕扬簸去隔膜及碎屑，取净草果仁备用。

金樱子肉　金樱子去毛。金樱子肉中往往残存没有去净绒毛的假果，要挑拣出来。将假果洗净润软后，用刀纵剖两瓣，挖出内壁附着的淡黄色绒毛和瘦果，干燥。如果干挖，绒毛飞扬，会刺激咽喉并触肉作痒。研究表明，金樱子的毛、核为非药用部位，且在药材中占的比例很大，故应除去。

枇杷叶　枇杷叶去毛。将叶片洗净捞出，上盖湿布，润软后，用铜丝刷刷去棕黄色绒毛，趁软切成宽丝，干燥。研究表明，枇杷叶的绒毛与叶所含成分基本相同，绒毛中不含有致咳或产生其他副作用的成分，但叶中皂苷含量明显地高于绒毛。绒毛引起的咳嗽，可能是吸入后的刺激所致。

防风　防风去芦，是除去根头部位存有棕褐色毛状叶基的部分。

党参　党参去芦，是除去根头部位有茎痕及芽痕的部分。

川牛膝　川牛膝去芦，是除去根头部位残留的木质根茎。

草乌　草乌去芦，是除去块根顶端残留的茎基部分。

生斑蝥　斑蝥去头、足、翅。药用前，需用镊子将头、足、翅逐个除去。斑蝥中所含的斑蝥素对皮肤黏膜有强烈的刺激性。净选时要戴口罩和手套，用过的器具要妥善处理，以防中毒。研究结果表明，斑蝥素以斑蝥胸腹部的含量最高，而头、足、翅的含量很低，故应除去。

乌梢蛇　乌梢蛇去头和鳞片。用剪刀剪去头部，鳞片用刀刮净，切寸段，使其符合药用净度标准。

第三节　分离不同药用部位

某些中药材由于入药部位的不同，其功效亦异，药用前，须将其分开。仅举几例。

麻黄　麻黄去除木质茎及根。麻黄段中常残留木质茎及根，要挑拣干净。麻黄的草质茎含麻黄碱，具发汗作用；木质茎基本不含麻黄碱；麻黄根含大环精胺生物碱，实验证明，能抑制低热和烟碱所致的发汗。麻黄的各部位作用不同，须严格分离。

莲子与莲子心　莲的成熟种子须取出绿色的幼叶及胚根（莲子心），分别入药。莲子去心。将莲子洗净略浸，上盖湿物润软后，用小刀纵向剖开，取出幼叶及胚根，即为"莲子心"；剩下的 2 片种仁，即为"莲子肉"，分别干燥。莲子肉补脾止泻，益肾涩精，养心安神。莲子心清心火。

山楂　山楂去核。山楂片中存有脱落的种子（核），用药筛及簸箕分离开已脱落的核。山楂消食健胃，活血散瘀。山楂核治疝气。

乌梅肉　乌梅去核。乌梅按医疗要求用肉者，将乌梅置温水中迅速洗涤干净，润至果肉柔软后，砸破果实，剥取果肉，干燥。乌梅肉能敛肺，涩肠，生津，安蛔；淡黄色的梅核仁则清暑，明目，除烦。

山萸肉　山茱萸去核。山萸肉中所带的果核超过 3% 时，要将带核的果实拣出，把核（种子）去掉。用清水喷淋带核的果实，润软后，除去果核，干燥。山萸肉能补益肝肾，涩精固脱；果核则滑精。

第四节　其他加工

有些药物，需经过碾压、粉碎、去刺、去毛等加工，才能适应临床要求，现举几例。

鹿角霜　鹿角霜的碾压和粉碎。鹿角霜入煎剂要制成粗末，方能符合配方破碎度的要求，可用碾（电动式或石碾）、锤击式粉碎机或万能粉碎机等机器粉碎成粗末后备用。

矿物类（如磁石、自然铜、阳起石、龙骨等），贝壳类（如石决明、牡蛎、蛤壳等），动物的鳞甲、背甲、腹甲（如穿山甲、鳖甲、龟甲等）药物，一般都可用上述机械粉碎成粗末，供药用。

果实种子类（如莱菔子、牛蒡子、牵牛子、小茴香、草果仁、五味子、苦杏仁、肉豆蔻等）药物临用时，用铜冲钵捣碎。如用机器粉碎，则不宜久贮，以免泛油或使所含挥发性成分散失而损失药效。

炒苍耳子　苍耳子去刺。将苍耳子用清炒法炒黄后，待凉，将炒苍耳子放碾盘上，铺成高垄（防止把果实碾成碎末），串压去钩刺，待果实被压扁且开裂后，将钩刺及药屑杂质等筛簸干净，即得净苍耳子。

大腹毛　大腹皮入药用"大腹毛（大腹绒）"。将成瓣的大腹皮果皮放在碾盘上，铺平，碾压至所含纤维松散呈绒状时，筛簸去碎皮、碎屑及泥沙等杂质，切段，即得大腹毛。

艾绒　艾叶制绒。艾绒主要用于熏灸。少量制备艾绒可用铁研船碾轧。取晒干的净艾叶放铁研船内，碾轧成似棉花样的绒状，拣去梗茎及叶柄，筛去灰屑杂质，即得艾绒。

麻黄绒　麻黄制绒。麻黄绒用于老人、幼儿及体虚患者风寒感冒或咳喘。将净麻黄段放铁研船内，碾轧至纤维疏松成绒状时，筛去药屑杂质，即得麻黄绒。因除去了心，故总生物碱含量较低。

第五节　净药材的质量要求和检查方法

"净药材"的纯净度如何，直接关系到"饮片"的临床疗效。净药材必须符合《中国药典》（2000 年版，一部）、《全国中药炮制规范》（1988 年版）和国家中医药管理局关于《中药饮片质量标准通则（试行）》中的规定要求。

净药材的质量要求、质量指标及检查方法如下。

一、质量要求

经净制后的药材必须按大小粗细分档，无虫蛀、霉变、走油泛黑，无杂质［《中国药典》（2000 年版，一部）附录Ⅸ　A 杂质检查法中，对药材中混存的杂质规定为：①来源与规定相同，但其性状或部位与规定不符；②来源与规定不同的物质；③无机杂质，如砂石、泥块、尘土等］。

二、质量指标

《中国药典》（2000 年版，一部）中对部分"净药材"的质量指标作了具体规定：

枸杞子杂质不得过 0.5%。五味子、桃仁杂质不得过 1%。山茱萸杂质（果核、果梗）不得过 3%。女贞子杂质不得过 3%。小茴香、穿山甲杂质不得过 4%。草乌杂质（残茎）不得过 5%。酸枣仁杂质（核壳等）不得过 5%。蒲黄杂质不得过 10%。

国家中医药管理局关于《中药饮片质量标准通则（试行）》中规定的各类"净药材的质

量指标"是：

1. 根、根茎、藤木、叶、花、皮、菌藻等类的药屑杂质不得超过2%。

2. 果实、种子、全草等类的药屑杂质不得超过3%。

3. 树脂类的杂质不得超过3%。

4. 动物类的杂质不得超过2%。

5. 矿物类的杂质不得超过2%。

三、杂质检查法

杂质检查法按《中国药典》（2000年版，一部）附录Ⅸ A项下规定的方法进行。

1. 取规定量的供试品，摊开，用肉眼或放大镜（5~10倍）观察，将杂质拣出；如其中有可以筛的杂质，则通过适当的筛，将杂质分出。

2. 将各类杂质分别称重，计算其在供试品中的含量（%）。

$$杂质含量（\%）=杂质的重量/样品总重量\times100\%$$

【注意】

1. 药材中混存的杂质如与正品相似，难以从外观鉴别时，可称取适量，进行显微、化学或物理鉴别试验，证明其为杂质后，计入杂质重量中。

2. 个体大的药材，必要时可破开，检查有无虫蛀、霉烂或变质情况。

3. 杂质检查所用的供试品量，除另有规定外，按药材取样法称取。

复习思考题

1. 试述枸杞子、花椒、菊花、荆芥、槐米、白茅根、桑叶、牡蛎、昆布、淡苁蓉、草果仁、金樱子肉、枇杷叶、生斑蝥、乌梢蛇、麻黄、莲子肉、莲子心、山楂、乌梅肉、山萸肉、炒苍耳子、大腹毛、艾绒、麻黄绒等25种炮制品的净选加工方法及质量要求。

2. 昆布和盐苁蓉所含盐分用什么方法除去？其质量标准如何判断？

3. 简述《中国药典》和《中药饮片质量标准通则（试行）》中"净药材"的质量指标要求。

4. 如何检查和计算药材中的杂质含量？

5. 从现代研究说明厚朴、枇杷叶、生斑蝥、麻黄及麻黄绒等的净选意义。

6. 简述振荡式筛药机、滑栅吸式风选机和旋转分离吸式风选机的净选操作。

第二章　切制饮片

切制饮片是将净选加工后的干燥中药材，经过软化处理，再用一定的刀具切制成片、丝、段、块等形状的一类操作。

狭义的饮片，指按照切制饮片的程序，切制成的片、丝、段、块等形状的片形中药。广义的饮片，泛指在中医药理论指导下，供调配处方使用的中药。

饮片切制历史悠久，它是由"㕮咀"发展而来的。

切制饮片，传统是用手工方式。目前多用机器切制，并出现了具有一定机械化程度的饮片加工厂。切制饮片的科研工作已经开展起来，在操作工艺和质量控制等方面，都取得了较大成果，正在发挥其社会效益和经济效益。

切制饮片的目的是：

1. 提高汤剂质量　饮片利于溶媒的渗入和有效成分的煎出。其体积小，容器煎煮方便，还可避免药材细粉在煎煮过程中的糊化，显示出饮片"细而不粉"的特色。

2. 利于炮制　饮片炮制时，便于控制火候，且使药物受热均匀，还利于辅料的渗入和吸收，提高了炮制效果。

3. 利于制剂　饮片在制备液体剂型时，能增加浸出效果；制备固体剂型时，便于粉碎，并使处方中的药物比例相对稳定。

4. 利于调配和贮藏　药材切成饮片后，体积适中，洁净度提高，含水量下降。既方便处方的调配，又减少了霉变、虫蛀的发生，而利于贮藏。

5. 利于鉴别　性状相似的药材，分别切制成特定的片型，加以区别。一般药材切成饮片后，突出了组织结构特征，利于识别。

切制饮片一般要经过软化药材、切制饮片、饮片干燥和饮片包装四道工序来完成。

第一节　中药材的软化处理

药材切制时，除少数药材如鲜石斛、鲜芦根、鲜生地、丝瓜络、竹茹、谷精草、鸡冠花、通草、灯心草等可进行鲜切或干切外，对于大多数干燥的药材，切制前必须进行适当的水处理，吸收一定量的水分，使其由硬变软，质地柔软适中，以利于切制。如《本草蒙筌》所载："诸药剉时，须要得法，或微水渗或略火烘，湿者候干，坚者待润，才无碎末，片片薄匀，状与花瓣相侔，合成方剂起眼……"

中药材软化处理分为常水软化处理和加热软化处理。在软化中，要根据药材的质地、种类和季节温度等情况，灵活选用，并要严格控制水量、温度和时间。药材软化前要进行净选、分档或劈成适宜的块状等。

一、常水软化处理

是指用冷水软化药材的操作工艺。包括淋法、洗法、泡法、润法等。它广泛应用于各类药材的软化。软化用水均为饮用水。

（一）淋法

是用清水喷洒药材的操作。例如益母草切段。

将益母草拣净杂质，抖去叶子。叶子单独处理。将茎枝整齐地平铺在水泥地面上，用喷壶均匀地喷淋清水，并上下翻动，使全部渍湿。上盖渍湿的麻袋，用润法滋润软化，润至用折断法检查，茎枝柔韧，较粗的茎枝还能断裂的程度时，及时切制成 10mm 小段，干燥，除净药屑。不合格的益母草长段，拣出后，要重新进行切段。

淋法一般喷淋清水 2~4 次，要视药材质地和季节温度灵活掌握。

淋法适用于气味芳香、质地疏松和有效成分易随水流失的药材，如益母草、薄荷、荆芥、香薷、佩兰、木贼、青蒿、淫羊藿、枇杷叶、荷叶、细辛、陈皮、黄柏等。用淋法处理后仍不能软化的部分，可选用其他方法再行处理。淋法常与洗、泡、润等法配合应用。

（二）洗法

是用清水洗涤药材的操作。例如丹参切片。

将丹参除去根茎上的"芦头"及杂质，倒入多量清水中洗涤干净。洗涤操作力求迅速，防止吸水过多和水溶性成分流失，造成"伤水；要选择晴天，当天洗润，当天切片，当天干燥，以免过夜由砖红色变为暗紫色，影响饮片质量。洗净后的丹参，捞出后，上盖渍湿的麻袋，用润法进行滋润软化。滋润中，如没被润软，要喷淋清水，继续滋润。润至用手握法检查无坚硬感时，及时切制成 4mm 厚片，干燥，除净药屑。

洗法适用于质地松软、水分易渗入的药材。如瓜蒌皮、五加皮、白鲜皮、合欢皮、忍冬藤、络石藤、龙胆、羌活、南沙参、百部、防风等。如因季节关系，运用淋法不能使之很快软化的药材，如藿香、泽兰、益母草、瞿麦、石斛、牡丹皮等亦可采用洗法。大多数药材洗一次即可。但有些药材附着多量泥沙或其他杂质，则需水洗数遍，以洁净为度，如紫菀、蒲公英、秦艽等。洗法要在保证药材洁净和易于切制的前提下，尽量采用"抢水洗"。

抢水洗是将药材在水中快速洗涤，及时捞出的洗法操作。例如北沙参切段。

将成捆的北沙参放入清水中快速洗涤。洗净后整齐地排列在水泥地面上，进行晾润。经检查没被润软者，喷淋清水继续晾润，北沙参洗润不当，可造成饮片中粉末偏多。润至用弯曲法检查柔软适中，外表已不粘滑时，及时切制成 10mm 小段，干燥，除净药屑。

抢水洗法的操作力求迅速，缩短药材与水液的接触时间，防止药材"伤水"和有效成分损失。

大量中药材的淋洗操作，可用滚筒式洗药机（图 2-1）。

滚筒式洗药机操作：接通电源，启动机器，将净选后的药材，从滚筒进口均匀地送入筒内，打开放水阀门进行淋洗，药材在滚筒自转地带动下，不停地翻滚，在翻滚中被水反复喷淋和洗涤，并逐渐向滚筒出口方向滚动。当药材从出口滚出时，即被淋洗干净，落入真空压

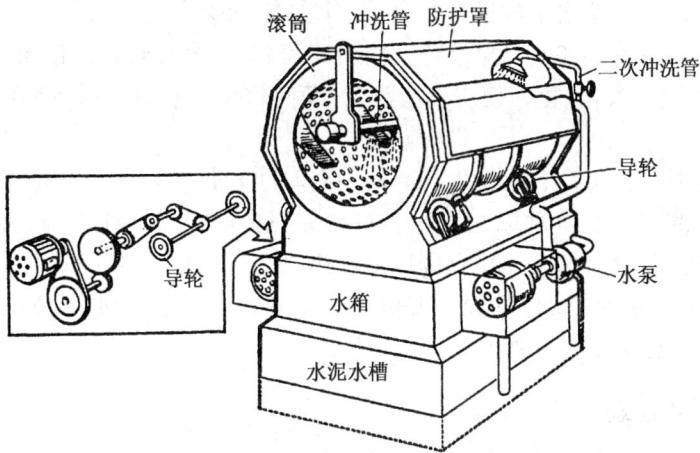

图 2 - 1　滚筒式洗药机

力喷浸蒸煮罐内进行滋润软化。该机每小时可淋洗药材 50～150kg。

此外，还有翻板式洗药机、喷淋式洗药机和籽实药清洗机等洗药机器。

（三）泡法

是将药材放在清水中浸泡一定时间，使其吸入适量水分的操作。例如白术切片。

将白术先用清水洗净，再用刚好浸过白术的清水进行浸泡，一般浸泡至五至六成透时，捞出放容器内，盖严，进行闷润，闷润至手握法检视白术柔软适中时，及时切制成 4mm 厚片，干燥，除净药屑。

白术浸泡时，要进行"下色"和"水头"的检查。

"下色"是药材中某些有色泽的水溶性成分被水溶出，致使浸泡液呈现出一定色泽的现象。白术浸泡适中时的水液色泽，应呈微黄色；如果浸泡液呈红棕色，为浸泡太过，白术"伤水"。易下色的药材还有苍术、泽泻、射干、大黄、甘草等。

"看水头"是检查药材浸泡时的吸水量是否适中。白术"水头"的检查手法为：

1. 指掐法：拇指指甲掐入白术的皮部，觉得内部约有五至六成的硬心，即为适中。

2. 手握法：将白术个握在手中，做一紧一松的握试，手掌觉得内部约有五至六成的硬心，即为适中。

3. 劈剖法：劈开检视，白术的断面约有五至六成的干心，即为适中。

如果白术已经很柔软，用刀切试，很容易切断；若用手捏之，断面有水滴渗出，均为"水头"太过，白术"伤水"。

泡法要本着"少泡多润"的原则。既使药材吸收一定量的水分，促使软化，又要避免"伤水"和有效成分损失。

泡法适用于质地坚硬、水分较难渗入的药材，如白术、山药、川芎、天花粉、木香、乌药、白芷、泽泻、姜黄、常山、拳参、三棱、槟榔等。

（四）润法

是把经过淋法、洗法、抢水洗和泡法处理后的药材，盖上渍湿的麻袋或放入适宜容器内，促使水分徐徐渗入内部，使之柔软适中，合乎切片要求的操作。

润法常采用多种方式。如益母草软化，使用"盖润"。丹参软化，使用"复润"。北沙参软化，使用"晾润"。白术软化，使用"闷润"。荷叶软化，使用"吸湿回润"（见荷叶切丝中）。

由于润法操作时，温度高、湿度大，有的闷润时间较长，特别在夏季操作时，要防止药材发粘、变色、变味和霉变等现象的发生。对含淀粉多的药材，如山药、天花粉、泽泻等，尤应特别注意。如发生这种情况，应立即以清水快速洗涤，然后摊开晾晒，再闷润适中。

润法用之得当，既可使饮片片面平整光滑，又可减少药材的水溶性成分流失。传统有"切片三分工，洗润七分巧"的说法。

二、加热软化处理

有些药材的切片，往往结合蒸、煮等法进行。如黄芩、玄参、木瓜用清蒸法。姜半夏、天南星、白附子用姜矾煮法。川乌、草乌用清水煮法。熟地黄用酒蒸法等。其软化具体操作，参见书中有关章节。

三、软化设备

传统方法软化药材，劳动强度大，生产周期长，只适用于小量饮片生产。为了缩短饮片生产周期，提高饮片质量和生产效率，适应大批量饮片生产的需求，国内有关单位采用了减压冷浸软化装置（图2-2）和真空加温润药机（图2-3），收到较好的效果。

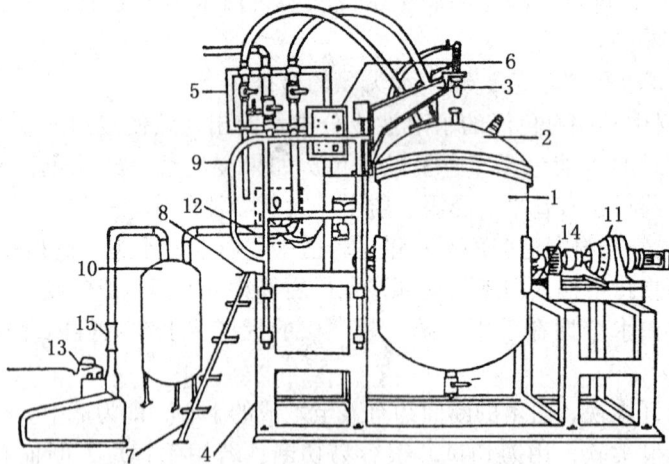

图2-2 减压冷浸软化装置

1. 罐体 2. 罐盖 3. 移位架 4. 机架 5. 管线架 6. 开关箱 7. 梯子
8. 工作台 9. 扶手架 10. 缓冲罐 11. 减速机 12. 液压动力站 13. 真空
泵 14. 罐体定位螺栓 15. 减震胶管

1. **减压冷浸法软化药材的基本过程**：罐内装入药材，盖好罐盖。启动真空泵，抽出罐内及药材组织间隙中的气体。当真空表指针接近740mmHg时，注入清水浸没药材至一定时间，使药材吸入适量的水分后，再恢复常压，放出多余水分，提盖，倒出浸润好的药材，然后由输送带将药材运到切药机上切片。

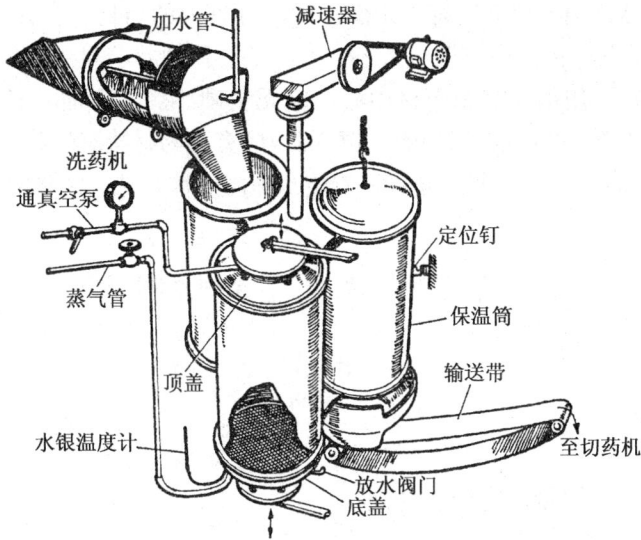

图 2 - 3　真空加温润药机

2. 真空加温润药机软化药材的基本过程：药材经洗药机洗净后，自动投入圆柱形筒内，待水沥干后，密封上下两端筒盖，然后打开真空泵，使筒内真空度上升到 620mmHg 以上（不到一个大气压），约 4 分钟后，开始放入蒸气，这时筒内真空度逐步下降，温度逐步上升到规定的范围（可自行调节），此时真空泵自动关闭，保温 15～20 分钟后，关闭蒸气（时间可根据药物性能掌握），然后由输送带将药材运到切药机上切片。每筒药材 15 分钟即可切完。洗药-蒸润-切片整个工序一般只需 40 分钟即可完成。

四、机器切制的"水头"

中药材传统软化处理中的各项质量要求，已不能完全适用于机器切制。掌握好机切药材的软化处理，是切好饮片的关键。机切的"水头"特点是：药材的吸水量较手工切为少；其软化程度较手工切要硬。既要把药材润透，又要有一定的硬度，以承受住机器的挤压力和刀片高速运转的冲击力。在药材软化的"水头"掌握上，对于含纤维、粘液质多的药材宜"水头"不及，水分少一点，或者干切。对于含淀粉多的药材宜"水头"稍过，水分多一点。全草及果皮类药材，可洗后晾至六至七成干时，再行切制。树皮类药材可润透后再切制。

五、中药材软化操作的质量要求、质量指标和检查方法

1. 质量要求

经软化后的药材，必须无泥沙等杂质，无伤水、腐败，无霉变异味，软硬适度。

2. 质量指标

①喷淋　药材未润透或水分过大的不得超过 5％；②淘洗及抢水洗　药材水分过大或未透者不得超过 5％；③浸泡　药材未泡透的不得超过 5％，伤水的不得超过 3％；④闷润　药材未润透的不超过 10％。

3. 检查方法

（1）取定量样品，用下列方法拣出未润透和水分过大的药材，合并称重计算。①刀劈 质地坚硬药材用刀劈开，内心应有潮湿痕迹。②指掐 团块状药材用指甲应能掐入药材表体。③穿刺法（针刺法） 用钢针穿刺药材中心，应无坚硬感。④弯曲 长条形药材用手弯曲，应曲而不折断。⑤口尝 断面应无异味。⑥鼻闻 应有该药材特有气味，无异味。

（2）表面泥土较重的药材，取定量样品置清水中淘（冲）洗，洗水中不得有明显沉积物。

第二节　饮片类型和切制方法

一、饮片类型

（一）饮片形状及规格的选择原则

取决于药材的性质（如质地、外部形态、内部组织结构等）、炮制目的（如利于炮制、利于鉴别等）和对饮片的外观要求等因素。其中，药材性质是决定饮片形状及规格的重要因素，因为它直接关系到饮片的切制操作和疗效的发挥。

（二）常见的饮片类型及规格标准

根据《中国药典》（2000年版，一部）的规定，并吸收传统饮片中的实用类型，分述如下。

1. 极薄片：厚度在0.5mm以下。质地致密、极坚硬，或片极薄不易碎裂的药材宜之。如槟榔、清半夏、木通等。

2. 薄片：厚度在1mm~2mm之间。质地致密、坚实，或片薄不易碎裂的药材宜之。如桔梗、乌药、木瓜、当归、白芍等。

3. 厚片：厚度在2mm~4mm之间。质地疏松、粉性大，或切成薄片易碎的药材宜之。如白芷、泽泻、千年健、制白附子、川芎、白术、大黄、山药、南沙参、木香等。

4. 直片：厚度约2mm~4mm之间。为突出药材内部组织结构或其外形特征，利于鉴别的药材宜之。如川芎、白术、大黄、川乌、当归身等。

5. 斜片：厚度介于薄片与厚片之间。细长条形且纤维性强或粉性大的药材宜之。如玄参、山药、皂刺、桂枝、桑枝、甘草、地榆等。

6. 丝（包括宽丝和细丝）：宽丝5mm~10mm；细丝2mm~3mm。皮类、宽大的叶类和较薄的果皮类药材宜之。如荷叶、枇杷叶、淫羊藿、冬瓜皮（以上为宽丝）；陈皮、黄柏、桑白皮、厚朴、秦皮（以上为细丝）等。

7. 段（咀、节）：长度在5mm~15mm之间。长段又称"节"；短段又称"咀"。全草类和形态细长且内含成分易于煎出的药材宜之。如党参、北沙参、白茅根、芦根、青蒿、麻黄、木贼、荆芥、益母草、薄荷、忍冬藤等。

8. 块：边长8mm~12mm的立方块或平方块。某些药材为方便炮制常切成块状。如香橼、阿胶、大黄、何首乌、干姜、神曲、鱼鳔、丝瓜络等。传统又将大黄、何首乌、干姜的立方块，称为"咀"。阿胶的立方块，称为"丁"，但阿胶蛤粉炒烫的立方块要小，边长最好不超过 6mm，以利成珠，无溏心。

此外，对于坚硬木质类及动物的角、骨类药材，一般采用劈、刨、镑、锉等方法，切制成不同规格类型的饮片。如苏木、降香、檀香等，多劈成小碎块；或用刨刀刨成带状的刨片。羚羊角、鹿角、水牛角等，用镑刀镑成极薄片；或用刨刀刨成极薄片；亦可用锉刀锉成细粉。

二、中药材的切制方法

中药材的切制可分为手工切制和机器切制两种。生产中常根据实际需要进行选择。

（一）手工切制

由于机器切制不能满足某些饮片类型的切制要求，故对某些中药材的切制，仍使用手工操作。手工切制能切出整齐、美观的特殊片型和规格齐全的饮片，但操作中的经验性很强，且生产效率低，劳动强度大，只宜于小批量饮片的生产。

1. 切药刀

一般分为祁州刀和南刀两类。切药刀主要由刀片（又称药刀或刀叶）、刀床（又称刀桥）、刀鼻（又称象鼻，由刀片鼻和刀床鼻组成）、装药斗、压板、蟹爪钳（又称槟榔钳）等部件组成。

切制工具还有镑刀、刨刀、锉刀、斧类等。

2. 手工切制操作

操作手法一般分为"把活"操作和"个活"操作。

"把货"与"把活"。指切制时，需要打成一束（把）后，再放刀床上，进行切片的货物（中药材），俗称"把货"。所干的这项工作（活计），俗称"把活"。

"把活"操作手法：用左手捏起长条形的"把货"药材，理顺放刀床上，用右手压住，待堆至一大把后，左手拿压板压住、掐紧，并推送至刀口，右手握刀下压，"把货"药材即被切制成饮片。

"个货"与"个活"。指切制时，一般是单个或 2～4 个平整的排列在刀床上，进行切片的货物（中药材），俗称"个货"。所干的这项工作（活计），俗称"个活"（注：对于完整的中药材，也可称之为"个货"）。

"个活"操作手法：一种手法是，将团块状的"个货"药材，用蟹爪钳夹住放在刀床上，左手拿压板压住，并推送至刀口，右手握刀下压，"个货"药材即被切制成饮片。另一种手法是，先将"个货"药材切一平底，竖起放在刀床上，或将小团块状的"个货"药材，平整的排列在刀床上，左手拿压板压住，并推送至刀口，右手握刀下压，"个货"药材即被切制成饮片。

兹举例说明中药饮片的手工切制操作：

（1）槟榔：槟榔切制极薄片。将分档后的槟榔用泡法浸泡至六七成透，捞出，上盖湿物，每天喷淋清水 1～2 次，润至内无干心时，再行切片。切片时，用蟹爪钳夹住，放刀床上，用压板压住，推送至刀口，切成 0.4mm 左右、片面呈棕白交错大理石样纹理的极薄片，阴干。研究表明，槟榔用冷水浸泡 21 天后，再切片，可使水溶性的槟榔碱损失达 30.09%，故应对槟榔的传统泡法进行革新。采用减压浸泡法或加压浸泡法，均可大大缩短槟榔软化时间，减少成分流失。用蒸气蒸 1 小时后，直接切片，水浸物及醚溶性生物碱损失最少。

研究表明，曝干比阴干多损失 23.40% 醚溶性槟榔碱，故槟榔湿饮片以阴干为宜。

（2）桔梗：桔梗切制薄片。将去芦、洗净、润软的桔梗打成一大把，用压板压住，切成片面显菊花心的圆形薄片，干燥。研究表明，桔梗芦头和根的成分一致，但芦头中皂苷量较根多 20% ~30% 左右，故桔梗可不去芦头，以节约原料，减少生产环节。

一般厚片切制操作的手法与薄片相同。但要将饮片切制的均匀一致，其技术较难掌握。

（3）川芎：川芎切制直片。将浸泡、闷润至柔软的川芎切一平底，竖起，顺放在刀床上，以免将瘤状根切成碎粒。压板压住，纵切成形似蝴蝶形的薄片，干燥。

（4）玄参：玄参切制斜片。将蒸至乌黑色，晾至外皮稍干的玄参，用"个货"的切法，斜放在刀床上，压板压住，斜切成片面狭长，片形很像柳树叶样的薄片。

蒸后的玄参质地粘滑，切片中要不断往刀上刷水，防止粘刀。

（5）荷叶：荷叶切制宽丝。夏季用"吸湿回润法"。将干净的荷叶放于洁净、潮湿的水泥地上，吸湿变软后，用"把货"的切制手法，叠放在刀床上，打成把后，掐紧，横切成10mm 左右的宽丝片，干燥。春秋季要用抢水洗或喷淋法软化。

（6）党参：党参切段。将抢水洗净润软后的党参捏起，理顺，叠放至一大把后，用压板压住，右手握刀下压，党参即被横切成 10mm 左右、两头整齐的圆柱形小段，或切成厚片，干燥。研究表明，党参厚片比段的总煎出量将近多 1 倍，故认为党参以切片应用为宜。

（7）香橼：香橼切制平方块。将除去杂质，抢水洗净润软后的香橼（如果是洁净的香橼，可用喷淋法软化）用手拿着，先切制成宽 8mm 左右的条状。切块时，用"把货"的切制手法，将香橼条理顺，叠放刀床上，用手压着。叠放至一大把后，用压板压着向前推送，当香橼条被推送至 8mm 左右时，药刀下压，横切成边长 8mm 左右的平方块，晾干。

（8）阿胶：阿胶的立方块称"丁"。阿胶用蛤粉炒烫时要切"丁"。切丁时，用 60℃ 的温度烘软后，先切成 6mm 宽的长条，再切成边长 6mm 的立方块。

（9）丝瓜络：药用时，干切成块或丝。干切时，将除去杂质及残留种子的丝瓜络，先横切成长条，再竖切成平方块或丝。

（10）苏木、降香：先锯成小段，再劈成小碎块。亦可用刨刀刨成带状的刨片。

3. 手工切制易出现的败片及其原因

（1）连刀（连刀片、胡须片、蜈蚣片、挂须儿）：是饮片之间相互牵连，药材纤维未完全切断的现象。甘草、黄芪、桑白皮、厚朴、麻黄等含纤维多的药材易出现。多由药材皮部过软，刀刃不锋利，亦或药刀与刀床不"合床"所致。

（2）掉边（脱皮）与炸心：饮片的外层与内层相脱离，成为圆圈和圆芯两部分为掉边。郁金、白芍、泽泻等药材易出现。饮片髓芯破碎称炸心。多由闷润的"水头"不当，药材内外软硬不一致所致。

（3）翘片（马鞍片）：饮片边缘卷翘而不平整，亦或呈马鞍状的现象。槟榔、白芍、泽泻等药材易出现。多由药材切制前闷润不当，内部"水头"太过所致。

（4）皱纹片（鱼鳞片）：饮片的切面粗糙，具鱼鳞样斑痕的现象。三棱、莪术等药材易出现。多由药材软化的"水头"不及，或刀具不锋利所致。

（5）油片：饮片的切面有油分或粘液质渗出的现象。当归、白术、独活等药材易出现。多由药材软化时"伤水"所致。

（6）斧头片：饮片一边厚、一边薄，形如"斧刃"的现象。多由药材闷润的"水头"不及，或刀刃不锋利，或操作技术不当所致。

操作时出现上述败片，要立即查找原因，及时纠正。已切出的败片应及时改刀，加以补救，使之符合饮片质量要求。

（二）机器切制

机器切制饮片具有节省劳动力，减轻劳动强度，生产速度快，产量大，效率高，适用于机械化的工业生产等特点；但存有切制的饮片类型较少，片形不能满足临床使用的需要等不足。当前更新、改进现有的切药机器，进一步研究新型切药机器是饮片生产中亟待解决的问题。

1. 机器切制操作

目前，全国各地所使用的切药机器种类较多，功率不等。常用的有剁刀式和旋转式两类。现将剁刀式切药机（图2-4）和旋转式切药机（图2-5）的操作简介如下。

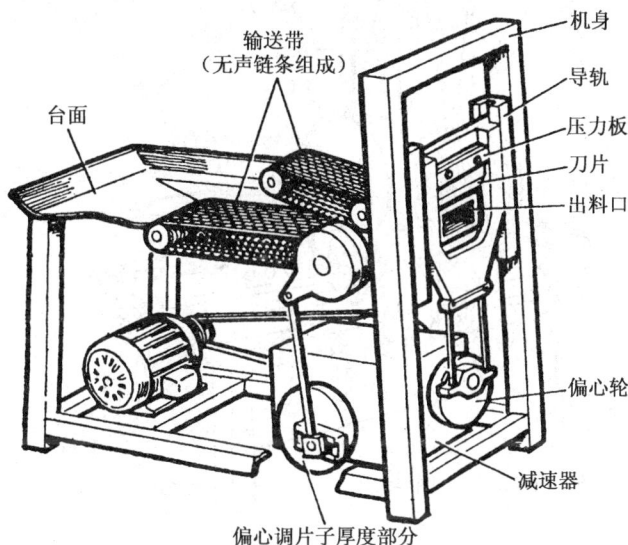

图2-4　剁刀式切药机

（1）剁刀式切药机操作：将润至适中的药材放于机器台面后，启动机器，将药槽内的药材缕顺、压紧，防止塞刀或切出败片。压紧的药材经无声链条（传送带）被送到刀床切口，药材在刀片上下往复运动中，被横切成饮片。片的厚薄由偏心调节部分进行调节。该机结构简单，生产效率高，适用于"把货"药材的切制，如一般全草类、条形的根及根茎类等；不宜于"个货"药材，如颗粒状药材的切制。

（2）旋转式切药机操作：将润至适中的药材装入固定器内，铺平，压紧，使推进速度一致，保证均匀切片。装好后，启动机器，在推进器的推动下，把药材推送至刀床切口，进行切片。该机分为动力、推进、切片、调节四个部分。刀片镶嵌在圆形的刀床上。它最宜于"个货"药材，如半夏、槟榔、延胡索等颗粒状药材的切制。

广大药工人员把切药机的操作技能，用歌诀的形式概括为："刀快上线喂药匀，中速操作饮片平，时多时少厚薄片，刀钝曲线斧头形"。

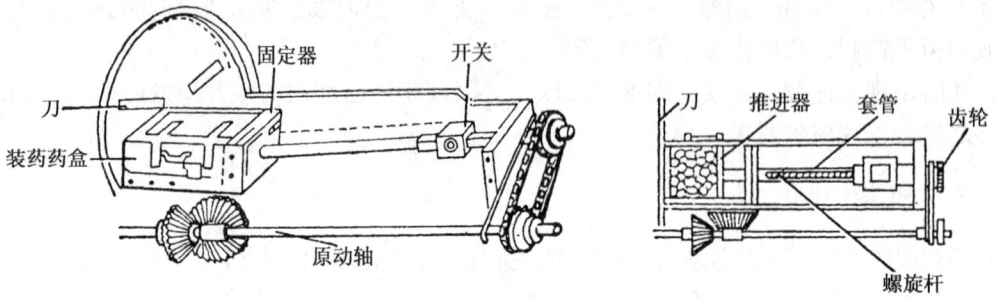

旋转式切药机的颗粒状药物切片原理示意图

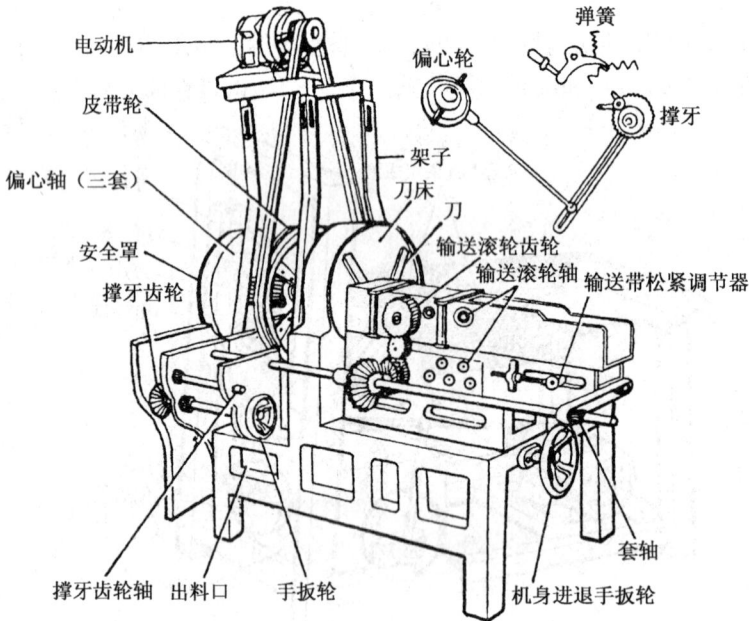

图 2-5 旋转式切药机

2. 机器切制易出现的败片及其原因

（1）拖须：如黄芪、甘草、桑白皮、丝瓜络等含纤维多的药材多出现。多由药材的"水头"太过、刀刃不锋利或刀片与刀床不"合床"所致。

（2）破碎片：如黄连、川芎、防风、苍术、羌活等药材多出现。多由刀刃不锋利，或传送带送药时挤压过度所致。

（3）斜长片：如白芍、大黄、广木香、当归、独活、佛手等药材多出现。多由药槽内的药材没理顺，或斜放，或横放所致。

三、饮片的质量要求、质量指标和检查方法

1. 质量要求

切制后的饮片应均匀、整齐、表面光洁，片面无机油污染，无整体，无长梗，无连刀片和斧头片。

2. 质量指标

①各类不规格片不得超过 10%。其中，极薄片不得超过该品种标准厚度的 0.5mm；薄片、厚片、丝、块不得超过标准的 1mm；段不得超过标准的 2mm。②破碎片（碎丝）不得超过 8%。③斜长片不得超过 5%。④以上总的异形片不得超过 15%。

3. 检查方法

取定量样品拣出不合格片、破碎片和斜长片，分别计算。

不规格片（%）＝不规格片重量/取样量×100%

破碎片（%）＝破碎片重量/取样量×100%

斜长片（%）＝斜长片重量/取样量×100%

第三节　饮片的干燥

切制后的湿饮片，必须及时干燥，否则易于变色、酸败甚或霉烂。

一、饮片干燥方法

一般分为自然干燥和人工干燥两类。

1. 自然干燥

是指把切好的饮片置日光下晒干，或置阴凉通风处阴干。两法干燥时，都不需要特殊设备，有水泥地面、席子、晒药匾等即可，但占地面积大，易受气候变化和环境条件的影响，也往往会因天气变化，易使饮片得不到及时快速的干燥而发生霉变。晒干法适用于大多数中药饮片的干燥。阴干法适用于气味芳香、含挥发性成分较多、色泽鲜艳和受日光照射易变色、走油等类中药饮片的干燥。

2. 人工干燥

是指利用一定的干燥设备对饮片进行的干燥。本法不受气候影响，无外界污染，卫生清洁，并能缩短干燥时间，适用于大量生产和饮片干燥自动化生产。人工干燥的温度，除另有规定外，一般药材饮片的干燥温度以不超过 80℃ 为宜，气味芳香、含挥发性成分的饮片，干燥温度以不超过 50℃ 为宜。

常用的人工干燥方式有直火热风式、蒸气式、电热式、远红外线式、微波式、太阳能式等。现将翻板式干燥机（图 2－6）和热风干燥机（图 2－7）的干燥过程简介如下：

翻板式干燥机干燥过程：切制后的湿饮片经传送带传至翻板式干燥机的上料输送带上，摊开铺匀后，被传送至顶部，翻倒在由小翻板组成的帘式输送带上，在干燥室内进行烘干。机内温度一般应控制在摄氏 80℃ 以下。当小翻板由前端传至末端时，将饮片翻于下层小翻板上。经 4 次翻倒，历时 45 分钟左右，饮片即被烘干。干燥的饮片沿出料口经振动输送带送入立式送料器中，上行时饮片即被吹凉，倒入出料漏斗下面的包装物中进行包装。

热风干燥机干燥过程：切制后的湿饮片以筛、匾等器具装盛，分层置于铁质架上，由轨道送入干燥室内，进行干燥。饮片干燥后，停止鼓入热风，敞开铁门，将铁架拉出，收集干燥饮片。

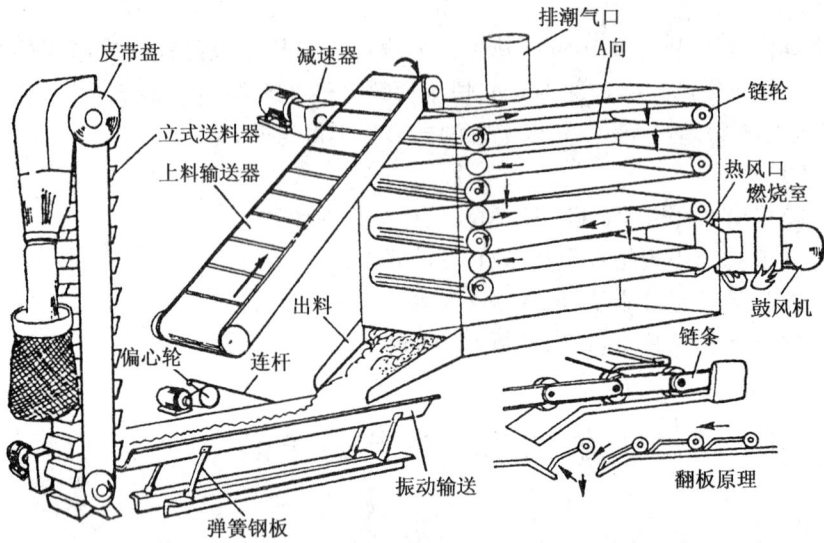

图 2 - 6　翻板式干燥机

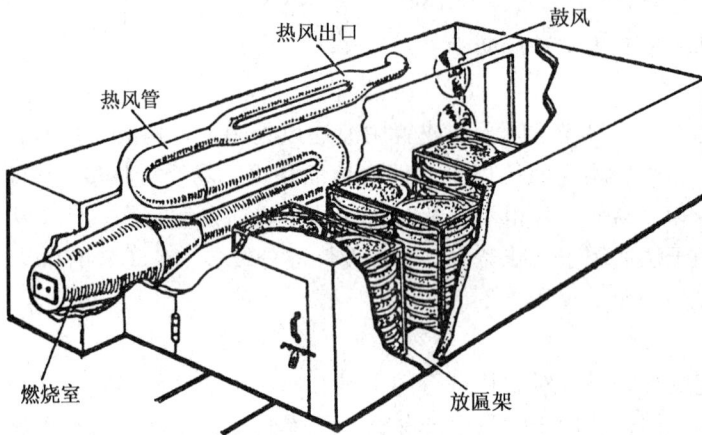

图 2 - 7　热风干燥机

二、饮片干燥的质量要求、质量指标和检查方法

1. 质量要求

干燥后的饮片，必须干湿度均匀，保持固有色泽、气味，片型整齐。

2. 质量指标

①水分，一般饮片应控制在 7% ~ 13%。②干燥后不得变色。

3. 检查方法

取定量样品，按《中国药典》（2000 年版）附录 Ⅸ　H 的水分测定法测定水分。

第四节　饮片的包装

饮片包装是切制饮片操作中很重要的一道工序。中药饮片的包装应符合《中华人民共和国药品管理法》（2001 年 2 月 28 日修订）第六章"药品包装的管理"第五十二条、第五十三条和第五十四条的规定要求，"必须符合药用要求，符合保障人体健康、安全的标准，并由药品监督管理部门在审批药品时一并审批。""必须适合药品质量的要求，方便储存、运输和医疗使用"。"必须按照规定印有或者贴有标签并附有说明书。"因此，饮片包装既能保障人体健康，保护饮片质量，利于运输和贮藏，又能起到提高商品价值等作用。

饮片在包装前应作净度（杂质、药屑等）、片型（包括破碎片）、色泽、气味、含水量、灰分、浸出物以及卫生学等方面的检查，合格后方可进行包装。现在的饮片包装，已经改变了过去用麻袋包装饮片一统天下的局面，出现了一批比较精美的饮片包装，这不仅提高了饮片包装质量，方便运输和管理，还能提高饮片的档次和商品价值。近年来饮片包装在标准化、规格化和机械化方面取得了很大进展。

饮片包装分为普通包装和特殊包装两大类。

普通包装一般用麻袋、纸箱、木箱、编织袋、塑料袋等作包装材料。

特殊包装有精品包装（如用瓷瓶、玻璃瓶、塑料瓶、塑料袋等装盛 10～50g 不等数量的饮片包装，如西洋参片、羚羊角片、藏红花、珍珠粉、胆南星等的商品包装）、真空包装、充气包装（抽出袋中空气，充入氮气、二氧化碳等惰性气体）、除氧剂包装等。

复习思考题

1. 简述中药材切制饮片的目的。

2. 试述益母草、丹参、北沙参、白术、槟榔、桔梗、川芎、玄参、荷叶、党参、香橼、丝瓜络、苏木、降香等 14 种饮片的软化操作要点、饮片片型及规格要求。

3. 何谓"抢水洗"、"伤水"、"个活"、"把活"，"水头"？举例说明。

4. 比较中药材机器切制与手工切制"水头"的不同点。为什么？

5. 用代表性药物的饮片说明常见饮片的类型及规格标准。

6. 试述中药材切制中的软化操作、切制后的饮片及饮片干燥的质量要求和质量指标。

7. 常用的传统手工切制工具有哪几种？各适用于何类药材的切制？手工切药刀由哪几个主要部件组成？

8. 扼述滚筒式洗药机洗涤药材、减压冷浸软化装置软化药材、真空和温润药机软化药材、剁刀式切药机切制药材饮片、旋转式切药机切制药材饮片，以及翻板式干燥机干燥药材饮片的操作。

第三章 炒 法

炒法分清炒法和加辅料炒法。

炒药先要识别"火候"。广义的火候，一般指火苗的大小和药物受热后的性状特征。狭义的火候，一般指火力。火力可根据火苗的大小和锅的热度来控制。火力一般可分为塘火（火灰的火力）、微火（火苗很小）、文火（火苗大小一般）、武火（火苗最大）和中火（火苗介于武火和文火之间）。只有熟练运用火候，炮制药物时才能做到"制药贵在适中"，防止炮制程度的"太过"或"不及"。

炒药工具分手工炒药器具和炒药机器两种。

手工炒药器具，包括敞口铁锅、药铲、药撮、炉灶等。炒药时，多将铁锅倾斜成30°~45°的斜面，靠人力搅拌和翻动药物。手工操作存在劳动强度大、费工费时、产量低，且炮制品质量不易控制等缺陷，但所用器具简单易得，能炒炙出各种炮制品，适应性广泛，特别适用于处方中小炒之类饮片的炮制，故在生产中仍然使用。掌握娴熟的手工炒药技术，才能炒出高质量的炮制品。

炒药机器常用的有滚筒式和平锅式两类。机器炒药操作方便，产量大，能减轻劳动强度，故广泛应用于大量药物的炒炙。

现简介滚筒式炒药机（图3-1）和中药微机程控炒药机（图3-2）。

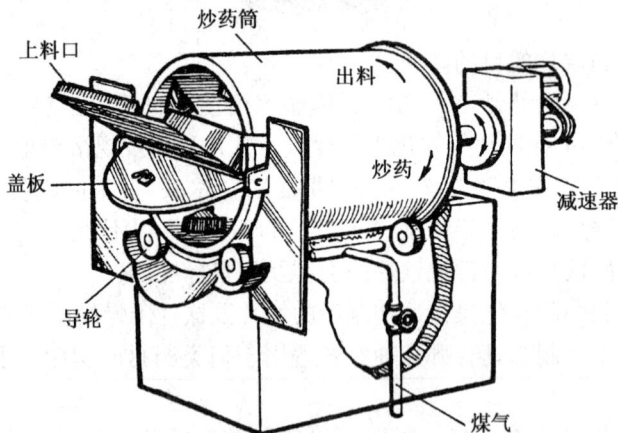

图3-1 滚筒式炒药机

滚筒式炒药机操作：操作时，点燃炉火，接通电源，扭动顺时开关，滚筒达到适宜温度时，打开滚筒上盖，倒入待炒药物。药物在滚筒隔板的翻动下，沿顺时针方向滚动。药物炒好后，停机，扭动逆时开关，滚筒沿逆时针方向滚动，扳开滚筒下盖，炮制品即被旋出筒外。

中药微机程控炒药机是近年来新研制的一种既能自动操作，又能手动操作的炒药机器。该机采用烘烤与锅底"双给热"方式炒制，能使药物上下均匀受热，缩短了炒制时间，保证

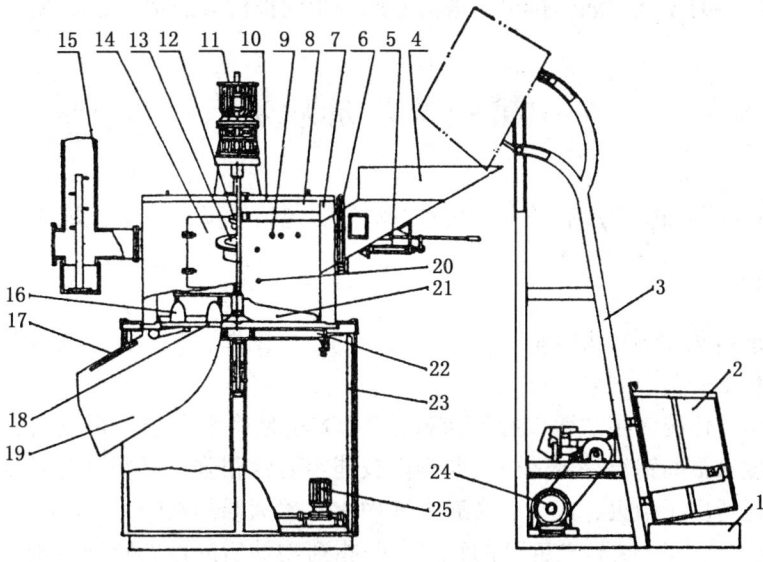

a. 中药微机程控炒药机

1. 电子秤　2. 料斗　3. 料斗提升架　4. 进料槽　5. 进料推动杆　6. 进料门　7. 炒药锅　8. 烘烤加热器　9. 液体辅料喷嘴　10. 炒药机顶盖　11. 搅拌电机　12. 观察照明灯　13. 观察取样口　14. 锅体前门　15. 排烟装置　16. 犁式搅拌叶片　17. 出药喷水管　18. 出药门　19. 出药滑道　20. 测温电偶　21. 桨式搅拌叶片　22. 锅底加热器　23. 锅体机架　24. 料斗提升电机　25. 液体辅料供给装置

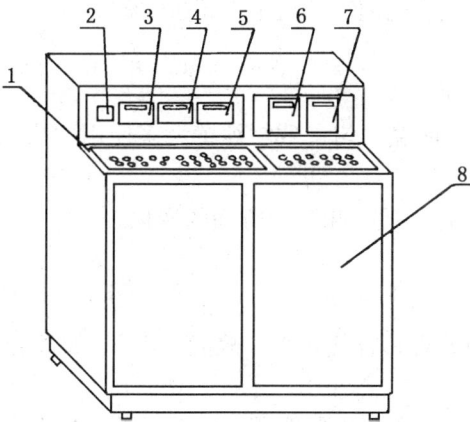

b. 中药微机程控炒药机手动控制柜示意图

1. 操作板面　2. 数显时间继电器　3. 底锅数字温度显示调节器　4. 烘烤数字温度显示调节器　5. 药物数字温度显示调节器　6. 蜜流量数字定量控制仪　7. 液体辅料流量数字定量控制仪　8. 控制柜前门

图 3 - 2　中药微机程控炒药机

了炮制品质量。

　　炒药中产生的烟尘（药烟和煤烟等），严重污染环境，损害制药人员的身体健康，并影响炮制品质量。当前对炒药烟尘的处理方法还不够理想，除烟尘设备还有待改进。现就烟气净化装置采用泡沫除尘的基本过程简介如下：起动离心机，使装置系统内部形成负压，当烟尘被吸尘罩吸入到达泡沫除尘器中时，烟尘与喷雾状的细微水滴相遇，烟尘经过水的喷淋和清洗后，白色清洁的烟气由烟囱排出，被清除的烟尘同被污染的水一起流入沉淀池中。

第一节　清炒法

清炒法是药物不加辅料炒制的一类操作。清炒法包括炒黄、炒焦、炒炭。

一、炒黄

炒黄一般是用文火将药物炒至"黄"的程度的一类操作。有"逢子必炒"之说，故一般果实种子类药物多炒黄。

火候的判断，传统多用"手掌控制火候法"。方法是将手掌悬于距热锅底约 8cm 处，用烤炙皮肤的热度来推断锅温是否适中。此操作技能经验性很强，必须通过长期的炒药实践才能掌握。该法还适用于微火、武火、文武火（中火）等火候的判断。

【成品质量要求】　炒至"黄"的程度，是指药物炒后的性状特征。表面特征是呈黄色或变色或微带焦色斑痕。形态特征是鼓起、有裂纹，甚至爆裂。用"手捻法"捻之，比生品易碎。炒时声响特征是，能听到药物本身鼓起或鼓裂时发出的响声。内部特征是基本不变色。气味特征是嗅到发出香味，或透出药物的固有气味。根据"炒后不易显露出黄色质量标准规律"对于炒后不易显露出黄色的药物，如莱菔子、牛蒡子、牵牛子等，炒黄一般是看形体鼓起，或表面带焦斑，嗅到药物的固有气味（炒黄品中含生片、糊片不得超过2%）。

【操作方法】　将净药物倒入用"手掌控制火候法"判定温度已适宜的热锅内，文火炒至黄的程度后，迅即出锅，放凉，除净药屑（炒黄品含药屑、杂质不得超过1%）。

【操作注意】

1. 炒前和炒后都要进行净选，使其符合净度标准。

2. 用"手掌控制火候法"控制好火候，并保持锅温均匀一致。炒黄大多使用"文火"，个别药物，如王不留行等要用"武火"。

3. 要翻搅均匀，并始终留意锅中药物的"色、形、质、味"等方面的变化。

4. 炒至符合质量标准后，要迅即出锅。

【炮制作用】

1. 增强健脾胃的作用　"芳香健脾"，"熟则芳香，香气入脾，故能归脾"。如炒麦芽、炒谷芽等。

2. 缓和药性　"炒以缓其性"，如炒槐米、炒牛蒡子、炒白芥子、炒葶苈子、炒瓜蒌子、炒决明子、炒蔓荆子等。

3. 降低毒性　如炒牵牛子、炒苍耳子、炒火麻仁、炒白果等。

4. 改变药性　如炒莱菔子等。

5. 破坏酶类，保存苷类成分　如炒槐米、炒白芥子等。

6. 易于粉碎和煎出有效成分，提高药效　子类药物炒后种皮鼓裂，易于粉碎和煎出有效成分。

麦 芽

【处方用名】 麦芽、炒麦芽、焦麦芽。

【来源】 本品为禾科植物大麦的成熟果实经发芽干燥而得。

【炮制方法】

1. 麦芽 取成熟饱满的净大麦，用清水浸泡 3～4 小时，捞出，置能排水的容器内，放避光处，以免芽变青绿色。上盖湿布，每日淋水 2～3 次，保持湿润，待幼芽长至约 0.5cm 时，取出，晒干或低温干燥，除净药屑（本品出芽率不得少于 85％）。

2. 炒麦芽 取净麦芽，用文火加热，不断翻动，炒至深黄色，带黄斑，有香气时，取出，放凉，除净药屑。

3. 焦麦芽 取净麦芽，置锅内，用中火加热，不断翻动，炒至呈焦黄色，有焦香气时，取出，放凉，除净药屑。

【成品性状】 麦芽呈梭形，表面淡黄色，基部胚根处生出幼芽及须根，幼芽长约 0.5cm。质硬，断面白色，粉性，无臭，味微甘。炒麦芽呈深黄色或棕黄色，有香气。焦麦芽呈焦黄色，有焦香气。

【炮制作用】 麦芽味甘，性平，归脾、胃经，能行气消食，健脾开胃，退乳消胀。生麦芽健脾和胃，疏肝行气。炒麦芽行气消食回乳。焦麦芽消食化滞。

据研究，麦芽的回乳作用关键不在于生品与炒品，而在于量的多少。小剂量（10～15g）消食开胃而催乳，大剂量（60g 左右）则耗气散血而回乳。

【贮藏】 贮干燥容器内，炒麦芽、焦麦芽密闭，置阴凉干燥处。防鼠，防蛀。

槐花（米）

【处方用名】 槐花（米）、炒槐花（米）、槐花（米）炭。

【来源】 本品为豆科植物槐的干燥花及花蕾。

【炮制方法】

1. 槐花（米） 取原药材，除去杂质及枝梗。

2. 炒槐花（米） 取净槐花（米），用文火炒至表面深黄色，透出香气时，取出，放凉，除净药屑。

3. 槐花（米）炭 取净槐花（米），用中火炒至表面黑褐色时，喷淋清水，灭净火星，取出，摊开晾凉，除净药屑。

【成品性状】 槐花皱缩而卷曲，花瓣多散落，完整者花萼钟状，黄绿色，花瓣黄色或黄白色，体轻。无臭，味微苦。槐米呈卵形或椭圆形。萼上方为黄白色未开放的花蕾。无臭，味微苦涩。炒槐花（米）呈深黄色，具香气。槐花（米）炭呈黑褐色。

【炮制作用】 槐花味苦，性微寒，归肝、大肠经，能凉血止血，清肝泻火。生槐花清泻肝火，凉血。炒槐花苦寒之性和缓，避免伤中。槐花炭性涩，增强了止血作用。

【贮藏】 贮干燥容器内，置通风干燥处。防潮、防蛀。槐花炭应散尽余热，防复燃。

莱 菔 子

【处方用名】 莱菔子、炒莱菔子。

【来源】 本品为十字花科植物萝卜的干燥成熟种子。

【炮制方法】

1. 莱菔子 取原药材，除去杂质，洗净，干燥。用时捣碎。

2. 炒莱菔子 取净莱菔子，用文火炒至微鼓起，有爆裂声，并有香气逸出时，取出，放凉，除净药屑。用时捣碎。

【成品性状】 莱菔子呈类卵圆形或椭圆形，稍扁，表面黄棕色、红棕色或灰褐色，味微辛苦。炒莱菔子鼓起，质脆，色泽加深，具油香气。

【炮制作用】 莱菔子味辛、甘，性平，归肺、脾、胃经，能消食除胀，降气化痰。生莱菔子升散，涌吐风痰。炒莱菔子性降，降气化痰，消食除胀。

【贮藏】 贮干燥容器内，密闭，置阴凉干燥处，防蛀。

牛 蒡 子

【处方用名】 牛蒡子、炒牛蒡子。

【来源】 本品为菊科植物牛蒡的干燥成熟果实。

【炮制方法】

1. 牛蒡子 取原药材，筛去灰屑及杂质，洗净，干燥。用时捣碎。

2. 炒牛蒡子 取净牛蒡子，用文火炒至略鼓起，有爆裂声，并透出香气时，取出，放凉，除净药屑。用时捣碎。

【成品性状】 牛蒡子呈长倒卵形，略扁，微弯曲，表面灰褐色，带紫黑色斑点，果皮较硬，味苦微辛。炒牛蒡子形体鼓起，深灰褐色，微有光泽，具香气，久嚼稍麻舌。

【炮制作用】 牛蒡子味辛、苦，性寒，归肺、胃经，能疏散风热，宣肺透疹，解毒利咽。生牛蒡子疏散风热，宣肺透疹，解毒利咽，唯寒滑伤中。炒牛蒡子寒滑之性缓和且利于煎出有效成分。

【贮藏】 贮干燥容器内，置通风干燥处。

牵 牛 子

【处方用名】 牵牛子、炒牵牛子。

【来源】 本品为旋花科植物裂叶牵牛或圆叶牵牛的干燥成熟种子。

【炮制方法】

1. 牵牛子 取原药材，除去杂质，洗净，干燥。用时捣碎。

2. 炒牵牛子 取净牵牛子，用文火炒至鼓起，有爆裂声，并透出香气时，取出，放凉，除净药屑。用时捣碎。

【成品性状】 牵牛子呈三棱形，形似橘瓣状，表面灰黑色或淡黄白色，种皮坚韧，背有深纵沟，味辛苦，有麻感。炒牵牛子鼓起或有裂隙，带火色，微具香气。

【炮制作用】 牵牛子味苦，性寒，有毒，归肺、肾、大肠经，能泻下通便，消痰涤饮，杀虫攻积。生牵牛子擅于泻水消肿，杀虫攻积，但易耗伤元气。炒牵牛子药性缓和，毒性降低，利于捣碎及煎出有效成分。

【贮藏】 贮干燥容器内，置通风干燥处。

王 不 留 行

【处方用名】　王不留行、炒王不留行。

【来源】　本品为石竹科植物麦蓝菜的干燥成熟种子。

【炮制方法】

1. 王不留行　取原药材，除去杂质。

2. 炒王不留行　取净王不留行，用武火炒至大多数爆成白花时，取出，放凉，除净药屑。

【操作注意】

炒制温度要适宜，过低易炒成"僵子"，过高又易炒焦。每次炒制的量不宜过多，否则受热不匀，爆花率很低。

【成品性状】　王不留行呈球形，表面黑色或红棕色，略有光泽，质坚硬，味微涩苦。炒王不留行爆裂成白色爆花，约占七至八成，质脆，具香气。

【炮制作用】　王不留行味苦，性平，归肝、胃经，能活血通经，下乳消肿。生王不留行质硬，味难出。炒王不留行质松易碎，利于煎出有效成分。

【贮藏】　贮干燥容器内，密闭，置阴凉干燥处。防蛀。

芥 子

【处方用名】　芥子、炒芥子。

【来源】　本品为十字花科植物白芥或芥的干燥成熟种子。

【炮制方法】

1. 芥子　取原药材，洗净，干燥。用时捣碎。

2. 炒芥子　取净芥子，用文火炒至深黄色，有爆裂声，并透出香辣气味时，取出，放凉，除净药屑。用时捣碎。

【成品性状】　芥子呈圆球形，表面黄色、棕黄色或灰白色，味辛辣。炒芥子色泽加深，有裂纹，具香气。

【炮制作用】　芥子味辛，性温，归肺经，能温肺豁痰利气，散结通络止痛。生芥子外用散结通络止痛，内服易耗气动火伤阴。炒芥子药性缓和，长于温肺豁痰利气，且炒制可杀酶保苷。

【贮藏】　贮干燥容器内，密闭，置阴凉干燥处。

葶 苈 子

【处方用名】　葶苈子、炒葶苈子。

【来源】　本品为十字花科植物独行菜或播娘蒿的干燥成熟种子。

【炮制方法】

1. 葶苈子　取原药材，除去杂质及灰屑（因遇水发粘，不宜用水淘洗）。

2. 炒葶苈子　取净葶苈子，用文火炒至有爆裂声，色泽加深，并透出香气时，取出，放凉，除净药屑。

【成品性状】 葶苈子呈扁卵形（北葶苈子）或长圆形略扁（南葶苈子），表面棕色或红棕色，微有光泽，味微辛苦。炒葶苈子呈棕褐色，微具香气。

【炮制作用】 葶苈子味辛、苦，性大寒，归肺、膀胱经，能泻肺平喘，利水消肿。生葶苈子利水消肿力胜，但易耗伤肺气。炒葶苈子药性缓和，擅于泻肺平喘。

【贮藏】 贮干燥容器内，密闭，置阴凉干燥处。

紫 苏 子

【处方用名】 紫苏子、炒紫苏子。

【来源】 本品为唇形科植物紫苏的干燥成熟果实。

【炮制方法】

1. 紫苏子 取原药材，除去杂质，洗净，干燥。用时捣碎。

2. 炒紫苏子 取净紫苏子，用文火炒至有爆裂声，色泽加深，并透出香气时，取出，放凉，除净药屑。用时捣碎。

【成品性状】 紫苏子呈卵圆形或类圆形，表面灰棕色或灰褐色，有网纹，味微辛。炒紫苏子呈黑褐色，具香气。

【炮制作用】 紫苏子味辛，性温，归肺经，能降气消痰，平喘，润肠。生紫苏子降气，消痰，润肠。炒紫苏子药性缓和，擅于降气，平喘。

【贮藏】 贮干燥容器内，置通风干燥处。

冬 瓜 子

【处方用名】 冬瓜子、炒冬瓜子。

【来源】 本品为葫芦科植物冬瓜的干燥成熟种子。

【炮制方法】

1. 冬瓜子 取原药材，除去杂质及灰屑。用时捣碎。

2. 炒冬瓜子 取净冬瓜子，用文火炒至微鼓起，表面呈微黄色，稍具斑点时，取出，放凉，除净药屑。用时捣碎。

【成品性状】 冬瓜子呈扁平卵圆形或长卵形，表面黄白色，质轻，味微甜。炒冬瓜子微鼓起，表面呈微黄色，略带焦斑，具香气。

【炮制作用】 冬瓜子味甘，性微寒，归肺、脾经，能清热化痰，排脓利湿。生冬瓜子寒滑疏利，擅于清热化痰，消痈排脓。炒冬瓜子寒滑之性缓和，免伤脾胃。

【贮藏】 贮干燥容器内，置通风干燥处。防蛀，防鼠。

决 明 子

【处方用名】 决明子、炒决明子。

【来源】 本品为豆科植物决明或小决明的干燥成熟种子。

【炮制方法】

1. 决明子 取原药材，除去杂质，洗净，干燥。用时捣碎。

2. 炒决明子 取净决明子，用文火炒至鼓起，微有爆裂，并透出香气时，取出，放凉，除净药屑。用时捣碎。

【成品性状】 决明子略呈马蹄形，外表呈绿棕色或暗棕色，平滑有光泽，具棕色线纹，质坚硬，味微苦。炒决明子种皮鼓起，有裂纹，色泽加深，偶有焦斑，质稍脆，微有香气。

【炮制作用】 决明子味甘、苦、咸，性微寒，归肝、大肠经，能清热明目，润肠通便。生决明子清肝明目，润肠通便，但药性寒滑，种皮坚硬。炒决明子寒滑之性缓和，质较松脆，利于粉碎和煎出有效成分。

【贮藏】 贮干燥容器内，置通风干燥处。

苍 耳 子

【处方用名】 苍耳子、炒苍耳子。

【来源】 本品为菊科植物苍耳的干燥成熟带总苞的果实。

【炮制方法】

1. 苍耳子 取原药材，除去杂质。用时捣碎。

2. 炒苍耳子 取净苍耳子，用中火炒至表面呈黄褐色时，取出，放凉，碾去刺，筛净。

【成品性状】 苍耳子呈纺锤形或卵圆形，表面黄棕色或黄绿色，全体有钩刺，质硬而韧，内有双仁，具油性，气微辛，味微苦。炒苍耳子色泽加深，钩刺焦脆，具香气。碾后无刺，呈碎粒状或饼状。

【炮制作用】 苍耳子味辛、苦，性温，有毒，归肺经，能散风除湿，通鼻窍，生苍耳子散风除湿，通鼻窍，但有毒性和钩刺。炒苍耳子毒性降低，利于去刺和煎出有效成分。

苍耳子过量容易中毒，据初步研究，多数学者认为与所含毒性蛋白质有关，部分学者认为毒性物质为苍耳苷和生物碱。毒蛋白是一种细胞原浆毒，其毒性可影响到机体的各个系统，尤以损害肝脏为甚，能引起肝昏迷而迅速死亡，即使治愈，也易留下肝脾肿大的后遗症。通过加热，能破坏其毒性。

【贮藏】 贮干燥容器内，置通风干燥处。

蔓 荆 子

【处方用名】 蔓荆子、炒蔓荆子。

【来源】 本品为马鞭草科植物单叶蔓荆或蔓荆的干燥成熟果实。

【炮制方法】

1. 蔓荆子 取原药材，筛去灰屑及杂质。用时捣碎。

2. 炒蔓荆子 取净蔓荆子，用文火炒至色泽加深，宿萼褐色并部分脱落时，取出，放凉，除净药屑，去净宿萼及果梗。用时捣碎。

【成品性状】 蔓荆子呈球形，基部有灰白色宿萼及短小果梗。表面灰黑色或黑褐色，被灰白色粉霜状茸毛，质坚韧，气特异而芳香，味淡微辛。炒蔓荆子色泽加深，微呈光泽，无宿萼及果梗。

【炮制作用】 蔓荆子味辛、苦，性微寒，归膀胱、肝、胃经，能疏散风热，清利头目。生蔓荆子擅于疏散风热。炒蔓荆子擅于清利头目，质酥易碎，利于煎出有效成分。

实验结果表明，蔓荆子微炒捣碎品比其他各样品（生品、炒焦品、炒炭品）水浸出物含量高。

【贮藏】 贮干燥容器内，炒蔓荆子密闭，置阴凉干燥处。

茺 蔚 子

【处方用名】 茺蔚子、炒茺蔚子。

【来源】 本品为唇形科植物益母草的干燥成熟果实。

【炮制方法】

1. 茺蔚子 取原药材，除去杂质。用时捣碎。

2. 炒茺蔚子 取净茺蔚子，用文火炒至鼓起，有爆声，色泽变深，并透出香气时，取出，放凉，除净药屑。用时捣碎。

【成品性状】 茺蔚子呈三棱形，表面呈灰棕色至灰褐色，有深色斑点，果皮薄，种仁类白色，富油性，味苦。炒茺蔚子表皮鼓起，色泽加深，具香气。

【炮制作用】 茺蔚子味辛、苦，性微寒，归心包、肝经，能活血调经，清肝明目。生茺蔚子擅于清肝明目。炒茺蔚子寒滑之性缓和，擅于活血调经，并利于煎出有效成分。

【贮藏】 置通风干燥处。

火 麻 仁

【处方用名】 火麻仁、炒火麻仁。

【来源】 本品为桑科植物大麻的干燥成熟果实。

【炮制方法】

1. 火麻仁 取原药材（仁），除净残留的外壳及杂质。用时捣碎。

2. 炒火麻仁 取净火麻仁，用文火炒至表面呈微黄色，透出香气时，取出，放凉，除净药屑。

【成品性状】 火麻仁种仁呈扁椭圆形，乳白色，富油性，味淡。炒火麻仁呈淡黄色，油性较大，具香气。

【炮制作用】 火麻仁味甘，性平，归脾、胃、大肠经，能润肠通便。生火麻仁润肠通便，但有小毒，不宜多服。炒火麻仁毒性降低。

【贮藏】 贮干燥容器内，炒火麻仁密闭，置阴凉干燥处。防蛀。

酸 枣 仁

【处方用名】 酸枣仁、炒酸枣仁。

【来源】 本品为鼠李科植物酸枣的干燥成熟种子。

【炮制方法】

1. 酸枣仁 取原药材，洗净，淘去硬壳及杂质，捞出，干燥。用时捣碎 [杂质（核壳等）不得超过5%]。

2. 炒酸枣仁 取净酸枣仁，用文火炒至表皮鼓起，有爆裂声，色微变深，透出香气时，取出，放凉，除净药屑。用时捣碎。

【成品性状】 酸枣仁呈扁圆形或扁椭圆形，表面紫红色或紫褐色，平滑有光泽，种皮较脆，种仁浅黄色，富油性，气微，味淡。炒酸枣仁表皮鼓起，色泽变深，有裂纹，具香气。

【炮制作用】 酸枣仁味甘、酸，性平，归肝、胆、心经，能补肝，宁心，敛汗，生津。生酸枣仁与炒酸枣仁的功效基本一致。按中医理论，生酸枣仁于清剂相宜，治疗肝胆虚热所致之症。炒酸枣仁于温剂相宜，治疗肝胆不足，心脾两虚，兼有脾胃虚弱者，炒后气香质脆，易于粉碎和煎出有效成分，增强药效。

【贮藏】 贮干燥容器内，炒酸枣仁密闭，置阴凉干燥处。防蛀。

白 果

【处方用名】 白果仁、炒白果仁。

【来源】 本品为银杏科植物银杏的干燥成熟种子。

【炮制方法】

1. 白果仁 取原药材，除去杂质，去壳取仁。用时捣碎。

2. 炒白果仁 取净白果仁，用文火炒至表面呈深黄色，带斑点，透出香气时，取出，放凉，除净药屑。用时捣碎。

【成品性状】 白果略呈椭圆形，表面呈黄白色或淡棕黄色，平滑。白果仁呈宽卵形或椭圆形，一端有淡棕色内种皮，内部淡黄色或淡绿色，粉性，味甘微苦。炒白果仁呈深黄色，稍带焦斑，具香气。

【炮制作用】 白果仁味甘、苦、涩，性平，有毒，归肺经，能敛肺定喘，止带浊，缩尿。生白果仁有毒。炒白果仁毒性降低，能敛肺定喘，止带浊，缩小便，但不可过量。

据报道，多食生白果仁可出现呕吐、腹痛、腹泻、抽搐、烦躁不安等症状，故宜少量服用。

【贮藏】 贮干燥容器内，炒白果仁密闭，置阴凉干燥处。防蛀，防泛油。

九 香 虫

【处方用名】 九香虫、炒九香虫。

【来源】 本品为蝽科昆虫九香虫的干燥虫体。

【炮制方法】

1. 九香虫 取原药材，除去杂质，筛净灰屑。

2. 炒九香虫 取净九香虫，用文火炒至色泽加深，透出香气时，取出，放凉，除净药屑。用时捣碎。

【成品性状】 九香虫略呈六角状扁椭圆形，表面棕褐色或棕黑色，略有光泽，头部小，背部有翅2对，胸部有足3对，多已脱落，腹部棕红色至棕黑色，质脆，气特异，味微咸。炒九香虫色泽加深，质脆，具香气。

【炮制作用】 九香虫味咸，性温，归肝、脾、肾经，能理气止痛，温中助阳。生九香虫内服具腥臭气味。炒九香虫矫其异臭，增强了温肾助阳作用，并利于粉碎。

【贮藏】 贮干燥容器内，密闭，置阴凉干燥处。防潮，防蛀。

蒺 藜

【处方用名】 蒺藜、炒蒺藜、盐蒺藜。

【来源】 本品为蒺藜科植物蒺藜的干燥成熟果实。

【炮制方法】

1. 蒺藜　取原药材，除去杂质。

2. 炒蒺藜　取净蒺藜，用文火炒至表面微黄色，透出香气时，取出，放凉，碾去刺，筛净刺屑。

3. 盐蒺藜　取去刺的净蒺藜，加盐水拌匀，稍闷，待盐水被吸尽后，用文火炒至表面微黄色时，取出，放凉，除净药屑。每净蒺藜 100kg，用盐 2kg。

【成品性状】　蒺藜由 5 个分果瓣组成，呈放射状五棱形，表面呈绿白色或灰白色，质坚硬，味辛苦。炒蒺藜呈微黄色，微具香气，碾碎者为不规则颗粒状，无刺。盐蒺藜还具咸味。

【炮制作用】　蒺藜味辛、苦，性微温，有小毒，归肝经，能平肝解郁，活血祛风，明目，止痒。生蒺藜平肝解郁，活血祛风，但性辛散有毒。炒蒺藜缓其辛散，除低毒性，并易于去刺。盐蒺藜入肾养肝。

【贮藏】　贮干燥容器内，盐蒺藜密闭，置阴凉干燥处。防霉。

二、炒焦

炒焦是用文武火将药物炒至焦黄或焦褐色的一类操作。有"焦香可以醒脾健胃"之说，故一般健脾胃、消食类的药物多炒焦。

对于文武火（中火）的火候判断，传统用"手掌控制火候法"。药物炒焦时，需要温度较高，为使炮制品内部和外部的色泽变化符合质量标准，以用先文后武的火候炒焦为好。如焦山楂等。

【成品质量要求】　炒至"焦黄或焦褐色"的程度，是指药物炒后表面色泽呈焦黄色、褐色、焦褐色；内部色泽为淡黄或变色；嗅有焦香气味。需要炒至焦化比较重的药物，还能嗅到稍带焦糊气味（炒焦品含生片、糊片不得超过 3%）。

【操作方法】　将净药物倒入用"手掌控制火候法"判定温度已适宜的热锅内，中火炒至焦黄或焦褐色后，迅即出锅，放凉，除净药屑（炒焦品含药屑、杂质不得超过 2%）。焦化程度重的炮制品，出锅前还要喷淋少许清水。

【操作注意】

1. 药物炒前和炒后都要进行净选，使其符合净度标准。

2. 用"手掌控制火候法"控制好火候。一般药物炒焦时，先用文火去除水分，并使内部受热稍有变色后，再改用武火，使表面很快焦化，内部变为淡黄色。

3. 药物焦化程度重者，要喷水降温，防止程度"太过"。

4. 出锅后，要散尽余热和水气，再收藏。

【炮制作用】

1. 增强消食、健脾胃的作用　传统认为焦能消食，香能健脾。如焦山楂、焦谷芽、焦稻芽、焦六神曲等。

2. 缓和药性　传统认为"药性虽冷，炒焦用之，乃温也"。如焦山楂、焦栀子、焦槟榔、焦白术、炒川楝子等。

山　楂

【处方用名】　山楂、炒山楂、焦山楂、山楂炭。

【来源】 本品为蔷薇科植物山里红或山楂的干燥成熟果实。

【炮制方法】

1. 山楂 取原药材，除去杂质，筛除脱落的果核、果柄及碎屑。

2. 炒山楂 取净山楂，用文火炒至色泽加深时，取出，放凉，除净药屑。

3. 焦山楂 取净山楂，用文武火炒至表面呈焦褐色，内部焦黄色时，喷淋清水，取出，摊开晾凉，除净药屑。

4. 山楂炭 取净山楂，用文武火炒至表面呈黑褐色，内部焦褐色时，喷淋清水，取出，摊开晾凉，除净药屑。

【成品性状】 山楂为圆片状，皱缩不平，外皮红色，片面深黄色至浅棕色，中间有浅黄色果核，多脱落，气微清香，味酸微甜。炒山楂表面呈黄褐色，偶见焦斑，气清香，味酸微甜。焦山楂表面呈焦褐色，内部黄褐色，酸味减弱，微涩。山楂炭表面呈黑褐色，内部焦褐色，味涩。

【炮制作用】 山楂味酸、甘，性微温，归脾、胃、肝经，能消食健胃，行气散瘀。生山楂健胃，行气化瘀，但对胃有一定的刺激性。炒山楂酸味减弱，药性和缓。焦山楂味苦，擅于消食止泻。山楂炭收涩，止泻止血。

研究表明山楂中的总黄酮和总有机酸都集中在果肉中，山楂核中含量甚微，而山楂核占整个药材重量的40%左右，故去核是合理的（核可另作药用）。

【贮藏】 贮干燥容器内，密闭，置阴凉干燥处。防蛀。山楂炭应散尽余热，防复燃。

川 楝 子

【处方用名】 川楝子、炒川楝子、盐川楝子。

【来源】 本品为楝科植物川楝的干燥成熟果实。

【炮制方法】

1. 川楝子 取原药材，除去杂质，轧成碎块。

2. 炒川楝子 取净川楝子碎块，用武火炒至表面焦黄色时，取出，放凉，除净药屑。

3. 盐川楝子 取净川楝子碎块，用盐水拌匀，稍闷，待盐水被吸尽后，用文火炒至表面深黄色，取出，放凉，除净药屑。

【成品性状】 川楝子呈类球形，轧碎后为不规则的碎块状，外果皮革质，呈金黄色至棕黄色，微有光泽，果肉松软，呈淡黄色，果核球形或卵圆形，质坚硬，气特异，味酸苦。炒川楝子呈焦黄色，带黑斑。盐川楝子呈深黄色，微有咸味。

【炮制作用】 川楝子味苦，性寒，有小毒，归肝、小肠、膀胱经，能舒肝行气止痛，驱虫。生川楝子擅于驱虫，但苦寒有毒。炒川楝子缓其苦寒，毒性降低，擅于舒肝行气止痛，并利于煎出有效成分。盐川楝子引药下行，疗疝止痛。

【贮藏】 贮干燥容器内，炒川楝子、盐川楝子密闭，置阴凉干燥处。防蛀，防霉。

栀 子

【处方用名】 栀子、炒栀子、焦栀子、栀子炭。

【来源】 本品为茜草科植物栀子的干燥成熟果实。

【炮制方法】

1. 栀子 取原药材，除去杂质，碾碎或捣碎。
2. 炒栀子 取碎栀子，用文火炒至色泽加深，透出香气时，取出，放凉。
3. 焦栀子 取碎栀子，用中火炒至焦褐色时，取出，放凉。
4. 栀子炭 取碎栀子，用武火炒至黑褐色时，喷淋清水，取出，摊开晾凉。

【成品性状】 栀子呈长卵圆形或椭圆形，果皮红黄色或棕红色，具翅状纵棱，略有光泽。种子扁卵圆形，深红色或红黄色，气微，味微酸而苦。炒栀子表面黄褐色，带焦斑，微具香气。焦栀子呈焦褐色，具焦香气。栀子炭呈黑褐色，味苦涩。

【炮制作用】 栀子味苦，性寒，归心、肺、三焦经，能泻火除烦，清热利尿，凉血解毒。生栀子泻火除烦，清热利尿，凉血解毒，但胃弱者易致呕。炒栀子苦寒之性稍缓。焦栀子擅于凉血止血。栀子炭收敛止血。

【贮藏】 贮干燥容器内，炒栀子、焦栀子、栀子炭密闭，置阴凉干燥处。栀子炭应散尽余热，防复燃。

槟　榔

【处方用名】 槟榔、炒槟榔、焦槟榔、槟榔炭。
【来源】 本品为棕榈科植物槟榔的干燥成熟种子。
【炮制方法】

1. 槟榔 取原药材，置水中浸泡，润透，切薄片，阴干或烘干，除净药屑。
2. 炒槟榔 取净槟榔片，用文火炒至表面呈微黄色时，取出，放凉，除净药屑。
3. 焦槟榔 取净槟榔片，用文火炒至表面呈焦黄色时，取出，放凉，除净药屑。
4. 槟榔炭 取净槟榔片，用文武火炒至表面呈黑褐色时，喷淋清水，取出，摊开晾凉，除净药屑。

【成品性状】 槟榔呈扁球形或圆锥形，表面淡黄棕色或淡红棕色，质坚硬。切片后为灰白色与棕红色交错的圆形薄片，气微，味涩微苦。炒槟榔呈微黄色，具香气。焦槟榔呈焦黄色，具焦香气。槟榔炭呈黑褐色，味涩。

【炮制作用】 槟榔味苦、辛，性温，归胃、大肠经，能杀虫消积，降气，利水，截疟。生槟榔杀虫消积，降气，利水，截疟，但力猛。炒槟榔药性较缓。焦槟榔擅于消食导滞，用于夹虚患者。槟榔炭消积治血痢。

【贮藏】 贮干燥容器内，炒槟榔、焦槟榔、槟榔炭密闭，置阴凉干燥处。防蛀。槟榔炭应散尽余热，防复燃。

三、炒炭

炒炭是用武火或文武火将药物炒至"黑色、存性"的一类操作。有"血为赤色，见黑则止"之说。故一般理血类药物多炒炭。

武火火候的判断，传统用"手掌控制火候法"。炒炭需要高温，一般用武火加热，促使药物表面炭化，变成黑色；内部变成焦黄色。但有些药物炒炭时，只用"武火"加热，容易使药物内部的色泽过深，甚至也变成黑色，往往失去存性，故炒炭时还需要用文武火（中火）加热。

【成品质量要求】 炒至"黑色、存性"的程度，"黑色"是指药物炒炭后，表面色泽呈黑色、黑褐色、焦褐色、褐色、七至八成黑等。"存性"是指药物炒炭后，内部的色泽呈焦黄色、褐色，用"掰断法"掰断后，断面中心还能显示出原来色泽，口尝时仍具有原药物的性味。"花、叶类炭药质量标准规律"是，花、叶类炭药，如槐花（米）、侧柏叶、蒲黄等，由于花瓣、叶片等很薄，受热后外表的变色与内部的变色基本一致，故炒炭一般是炒至表面呈焦褐色，用"手捻法"捻碎后，碎末呈褐色，以免失去存性（炒炭品含生片和完全炭化者不得超过5%）。

【操作方法】 将净药物倒入用"手掌控制火候法"判定温度适宜的热锅内，武火（或中火）炒至呈黑色、存性时，喷淋少量清水，降温后出锅，及时摊开晾凉，散去余热，除净药屑（炒炭品含药屑、杂质不得超过3%）。

【操作注意】

1. 用文火和武火结合的火候为好，并且炒制的时间宜长些，可促使药物内部变色。花、叶类及薄片药物加热温度稍低，成品要保持原花形、叶形及片形。

2. 要灵活运用"手捻法"、"掰断法"，甚至"口尝法"等检视技巧，来控制炭药的质量，以免炒的"太过"或"不及"，保证成品达到"黑色、存性"的质量标准。

3. 如出现火星过多，要及时喷淋适量清水。熄灭火星，以免燃烧，失去存性。

4. 出锅后，要及时摊开晾凉，待散尽余热和湿气，检查无复燃可能后，再贮存。

【炮制作用】

1. 增强或产生止血作用 炭药止血作用的增强，是通过增强或产生药物的"涩"味，如蒲黄炭等；或缩短出血时间和凝血时间，如地榆炭、茅根炭、艾叶炭、侧柏叶炭、茜草炭、藕节炭等；或增加鞣质含量，如槐花（米）炭等方面达到的。

2. 增强或产生止泻、止痢作用 如地榆炭等。

地　榆

【处方用名】 地榆、地榆炭。

【来源】 本品为蔷薇科植物地榆或长叶地榆的干燥根。

【炮制方法】

1. 地榆 取原药材，除去杂质及残茎，洗净，润透，切厚片，干燥，除净药屑。

2. 地榆炭 取净地榆片，用武火炒至表面焦黑色，内部棕褐色时，喷淋清水，灭净火星，取出，摊开晾凉，除净药屑。

【成品性状】 地榆为不规则的圆片或椭圆斜片，外皮暗紫红色或棕红色，片面紫红色或棕红色，有的皮部呈纤维绒状，中心形成不明显的菊花纹，味苦涩。地榆炭表面呈焦黑色，内部焦褐色。

【炮制作用】 地榆味苦、酸、涩，性微寒，归肝、大肠经，能凉血止血，解毒敛疮。生地榆擅于凉血解毒。地榆炭收敛止血。

动物实验证明，应用生地榆粉和地榆炭粉均能缩短出血时间和凝血时间，但缩短出血时间炭粉强于生粉。

【贮藏】　贮干燥容器内，地榆炭密闭，置阴凉干燥处。防蛀。地榆炭应散尽余热，防复燃。

荆　芥（穗）

【处方用名】　荆芥、荆芥炭、荆芥穗、荆芥穗炭。

【来源】　本品为唇形科植物荆芥的干燥地上部分或花穗。

【炮制方法】

1. 荆芥　取原药材，除去杂质，喷淋清水，洗净，稍润，切段，干燥，除净药屑。

2. 荆芥炭　取净荆芥段，用中火炒至表面黑褐色时，喷淋清水，灭净火星，取出，摊开晾凉，除净药屑。

3. 荆芥穗　摘取荆芥的花穗，除去杂质，切段或不切段，除净药屑。

4. 荆芥穗炭　取净荆芥穗，用中火炒至表面黑褐色时，喷淋清水，灭净火星，取出，摊开晾凉，除净药屑。

【成品性状】　荆芥为不规则小段，表面淡黄绿色或淡紫红色，体轻，断面类白色，气芳香，味涩而辛凉。荆芥炭呈黑褐色，味苦涩，香气减弱。荆芥穗为不规则的段状，花冠多脱落，淡棕色或黄绿色，气芳香，味微涩而辛凉。荆芥穗炭呈黑褐色，味苦涩，香气减弱。

【炮制作用】　荆芥味辛，性微温，归肺、肝经，能解表散风，透疹。生荆芥解表散风，透疹。荆芥穗擅于清头目诸风。荆芥炭和荆芥穗炭缓其辛散，味苦涩，擅于止血。

【贮藏】　贮干燥容器内，荆芥穗炭密闭，置阴凉干燥处。荆芥穗炭应散尽余热，防复燃。

白　茅　根

【处方用名】　白茅根、茅根炭。

【来源】　本品为禾本科植物白茅的干燥根茎。

【炮制方法】

1. 白茅根　取原药材，除去杂质，洗净，微润，切段，干燥，除去药屑。

2. 茅根炭　取净茅根段，用中火炒至表面焦褐色时，喷淋清水，灭净火星，取出，摊开晾凉，除净药屑。

【成品性状】　白茅根为圆柱形小段，表面黄白色或淡黄色，微有光泽，具纵皱纹，节明显，体轻，质略脆，味微甜。茅根炭表面呈焦褐色，味涩。

【炮制作用】　白茅根味甘，性寒，归肺、胃、膀胱经，能凉血止血，清热利尿。生茅根凉血止血，清热利尿。茅根炭味涩，增强了止血作用。

动物实验证明，应用茅根炒炭后比炒炭前的凝血时间短30%，出血时间缩短37.1%。

【贮藏】　贮干燥容器内，茅根炭密闭，置阴凉干燥处。茅根炭应散尽余热，防复燃。

艾　叶

【处方用名】　艾叶、艾叶炭、醋艾叶炭。

【来源】　本品为菊科植物艾的干燥叶。

【炮制方法】

1. 艾叶 取原药材，除去杂质及梗，筛去灰屑。

2. 艾叶炭 取剪成小叶片的净艾叶，置锅内，用文火较长时间加热，若锅内火星过多，及时喷水熄灭，炒至呈均匀的褐色时，均匀喷淋少量清水，及时出锅，摊开散尽余热，干燥，除净药屑。

3. 醋艾叶炭 取净艾叶，用文火炒至呈均匀的褐色时，均匀喷淋米醋，及时出锅，摊开散尽余热，干燥，除净药屑。每净艾叶 100kg，用醋 15kg。

【成品性状】 艾叶为皱缩破碎叶片，叶面灰绿色，有白色毛绒，质柔软，气清香，味苦。艾叶炭为褐色小叶片。醋艾叶炭形如艾叶炭，略有醋味。

【炮制作用】 艾叶味辛、苦，性温，有小毒，归肝、脾、肾经，能散寒止痛，温经止血。生艾叶擅于逐冷除湿。艾叶炭减其辛散之性，增强止血作用。醋艾叶炭温经止血。

【贮藏】 贮干燥容器内，艾叶炭、醋艾叶炭密闭，置阴凉干燥处。艾叶炭、醋艾叶炭应散尽余热，防复燃。

侧 柏 叶

【处方用名】 侧柏叶、侧柏炭。

【来源】 本品为柏科植物侧柏的干燥枝梢及叶。

【炮制方法】

1. 侧柏叶 取原药材，除去杂质，揉碎，去硬梗，筛去灰屑。

2. 侧柏炭 取净侧柏叶，用中火炒至表面呈焦褐色，内部焦黄色时，喷淋清水，灭净火星，取出，摊开晾凉，除净药屑。

【成品性状】 侧柏叶为带叶枝梢，呈青绿色或黄绿色，质脆，气清香，味苦涩。侧柏炭表面呈焦褐色，有光泽，具焦香气。

【炮制作用】 侧柏叶味苦、涩，性微寒，归肺、肝、脾经，能凉血止血，生发乌发。生侧叶凉血止血，生发乌发。侧柏炭收涩止血。

动物实验证明，侧柏叶能缩短出血时间和凝血时间。侧柏炒炭后钙含量明显增加，止血作用增强。

【贮藏】 贮干燥容器内，侧柏炭密闭，置阴凉干燥处。侧柏炭应散尽余热，防复燃。

蒲 黄

【处方用名】 蒲黄、炒蒲黄、蒲黄炭。

【来源】 本品为香蒲科植物水烛香蒲、东方香蒲或同属植物的干燥花粉。

【炮制方法】

1. 蒲黄 取原药材，揉碎结块，过筛，除去花丝及杂质（杂质不得超过 10%）。

2. 蒲黄炭 取净蒲黄，用文火炒至黑褐色时，喷淋清水，灭净火星，取出，迅速摊开晾凉。

【成品性状】 蒲黄为黄色细小花粉，质轻，手捻有滑腻感，味淡。蒲黄炭呈黑褐色，味涩。

【炮制作用】 蒲黄味甘，性平，归肝、心包经，能止血，化瘀，通淋。生蒲黄性滑，擅于化瘀通淋。蒲黄炭性涩，擅于止血。

【贮藏】 贮干燥容器内，蒲黄炭密闭，置阴凉干燥处。防潮，防蛀。蒲黄炭应散尽余热，防复燃。

大 蓟

【处方用名】 大蓟、大蓟炭。

【来源】 本品为菊科植物蓟的干燥地上部分或根。

【炮制方法】

1. 大蓟 取大蓟根，洗净，润透，切薄片，干燥，除净药屑。大蓟草洗净，润透，切段，干燥，除净药屑。

2. 大蓟炭 取净大蓟片或段，用武火炒至表面呈焦黑色或黑褐色时，喷淋清水，取出，摊开晾凉，除净药屑。

【成品性状】 大蓟草为茎、叶混合小段，呈棕褐色或绿褐色，味淡。大蓟根为圆片状，表面呈暗褐色，味甘苦。大蓟炭表面呈焦黑色或黑褐色，味苦涩。

【炮制作用】 大蓟味甘、苦，性凉，归心、肝经，能凉血止血，祛瘀消肿。生大蓟凉血止血，祛瘀消肿。大蓟炭增强止血作用。

【贮藏】 贮干燥容器内，大蓟炭密闭，置阴凉干燥处。大蓟炭应散尽余热，防复燃。

小 蓟

【处方用名】 小蓟、小蓟炭

【来源】 本品为菊科植物刺儿菜的干燥地上部分。

【炮制方法】

1. 小蓟 取原药材，除去杂质，洗净，稍润，切段，干燥，除净药屑。

2. 小蓟炭 取净小蓟段，用武火炒至表面黑褐色时，喷淋清水，取出，摊开晾凉，除净药屑。

【成品性状】 小蓟为茎、叶混合小段，呈绿褐色或带紫色，味微苦。小蓟炭呈黑褐色。

【炮制作用】 小蓟味甘、苦，性凉，归心、肝经，能凉血止血，祛瘀消肿。生小蓟凉血止血，祛瘀消肿。小蓟炭增强止血作用。

【贮藏】 贮干燥容器内，小蓟炭密闭，置阴凉干燥处。小蓟炭应散尽余热，防复燃。

干 姜

【处方用名】 干姜、炮姜、姜炭。

【来源】 本品为姜科植物姜的干燥根茎。

【炮制方法】

1. 干姜 取原药材，除去杂质，用水微泡，洗净，润软，切厚片或块（咀），干燥，除净药屑。

2. 炮姜 取干姜片或块，用武火炒至鼓起，松泡，表面呈焦黑色，内部呈焦黄色时，喷淋清水，取出，摊开晾凉；或用沙炒法，炒至鼓起，松泡，表面呈焦褐色，内部呈焦黄色时，取出，筛去沙。摊开晾凉，除净药屑。

3. 姜炭　取净干姜片或块，武火炒至鼓起，松泡，表面呈焦黑色，内部棕褐色时，喷淋清水，取出，摊开晾凉，除净药屑。

【成品性状】　干姜为不规则厚片或方块，表面灰棕色或淡黄棕色，切面黄白色或灰白色，气芳香特异，味辛辣。炮姜鼓起，表面呈棕褐色，内部深黄色，气香，味辛辣。姜炭表面焦黑色，内部棕褐色，味苦微辣。

【炮制作用】　干姜味辛，性热，归脾、胃、肾、心、肺经，能温中散寒，回阳通脉，燥湿消痰。干姜温中散寒，回阳通脉，燥湿消痰。炮姜温中止痛，温经止血。姜炭温经止血。

【贮藏】　贮干燥容器内，炮姜、姜炭密闭，置阴凉干燥处。防蛀。姜炭应散尽余热，防复燃。

乌　梅

【处方用名】　乌梅、乌梅肉、乌梅炭。

【来源】　本品为蔷薇科植物梅的干燥近成熟的果实。

【炮制方法】

1. 乌梅　取原药材，除去杂质，洗净，干燥。

2. 乌梅肉　取净乌梅，润软，打破，去核，取肉，干燥；或蒸后去核，取肉，干燥。

3. 乌梅炭　取净乌梅肉，用武火炒至发泡，表面呈焦黑色时，喷淋清水，取出，摊开晾凉，除净药屑。

【成品性状】　乌梅呈不规则的球形或扁圆形，表面乌黑色或棕黑色，皱缩不平，味极酸。乌梅肉为黑色不规则的皱缩片块。乌梅炭发泡，呈灰黑色，微有酸味。

【炮制作用】　乌梅味酸、涩，性平，归肝、脾、肺、大肠经，能敛肺，涩肠，生津，安蛔。生乌梅、乌梅肉生津止渴，敛肺止咳，安蛔。乌梅肉作用更强。乌梅炭收敛止血。

【贮藏】　贮干燥容器内，乌梅肉、乌梅炭肉密闭，置阴凉干燥处。防潮。乌梅炭应散尽余热，防复燃。

鸡　冠　花

【处方用名】　鸡冠花、鸡冠花炭。

【来源】　本品为苋科植物鸡冠花的干燥花序。

【炮制方法】

1. 鸡冠花　取原药材，除去杂质、残茎及叶，切段，除净药屑。

2. 鸡冠花炭　取净鸡冠花段，用中火炒至表面焦黑色时，喷淋清水，灭净火星，取出，摊开晾凉，除净药屑。

【成品性状】　鸡冠花为呈鸡冠状不规则短段，表面紫色或红色（红鸡冠花）；或黄白色（白鸡冠花），种子黑色，细小，有光泽。质轻，味淡。鸡冠花炭呈焦黑色，味涩。

【炮制作用】　鸡冠花味甘、涩，性凉，归肝、大肠经，能收敛止血，止带，止痢。生鸡冠花收敛兼清热，擅于止血、止带、止痢。鸡冠花炭收涩止血。

【贮藏】　贮干燥容器内，鸡冠花炭密闭，置阴凉干燥处。鸡冠花炭应散尽余热，防复燃。

卷　柏

【处方用名】　卷柏、卷柏炭。

【来源】　本品为卷柏科植物卷柏的干燥全草。

【炮制方法】

1. 卷柏　取原药材，除去残留须根及杂质，洗净，切段，干燥。

2. 卷柏炭　取净卷柏段，用中火炒至表面焦黑色时，喷淋清水，灭净火星，取出，摊开晾凉，除净药屑。

【成品性状】　卷柏为枝上密生鳞片状小叶的段，绿色或黄绿色，质脆，味淡。卷柏炭表面呈焦黑色，味涩。

【炮制作用】　卷柏味辛，性平，归肝、心经，能活血通经。生卷柏活血通经。卷柏炭性涩，化瘀止血。

【贮藏】　贮干燥容器内，卷柏炭密闭，置阴凉干燥处。卷柏炭应散尽余热，防复燃。

茜　草

【处方用名】　茜草、茜草炭。

【来源】　本品为茜草科植物茜草的干燥根及根茎。

【炮制方法】

1. 茜草　取原药材，除去残茎及杂质，洗净，润透，切厚片或段，干燥，除净药屑。

2. 茜草炭　取净茜草片或段，用武火炒至表面焦黑色时，喷淋清水，取出，摊开晾凉，除净药屑。

【成品性状】　茜草为不规则圆片或小段，表面紫红色或黄红色，味苦。茜草炭呈焦黑色，略有光泽，质轻松，味涩。

【炮制作用】　茜草味苦，性寒，归肝经，能凉血，止血，祛瘀，通经。生茜草凉血止血，活血，通经。茜草炭缓其寒凉，性变收涩，增强止血作用。

研究表明茜草炭能明显缩短小鼠尾部止血时间。

【贮藏】　贮干燥容器内，茜草炭密闭，置阴凉干燥处。茜草炭应散尽余热，防复燃。

贯　众

【处方用名】　贯众、贯众炭。

【来源】　本品为鳞毛蕨科植物绵马鳞毛蕨的干燥根茎及叶柄残基。

【炮制方法】

1. 贯众　取原药材，除去杂质，洗净，浸泡，润透，切厚片或小块，干燥，除净药屑。

2. 贯众炭　取净贯众片或碎块，用武火炒至表面焦黑色、内部焦褐色时，喷淋清水，取出，摊开晾凉，除净药屑。

【成品性状】　贯众的根茎表面呈黄棕色至黑棕色，断面深黄色至淡棕色。叶柄残基为黑棕色或黄棕色，稍弯曲。味微涩。贯众炭呈焦黑色，味涩。

【炮制作用】 贯众味苦、涩，性微寒，有小毒，归肝、胃经，能清热解毒，凉血止血，杀虫。生贯众擅于清热解毒，杀虫。贯众炭擅于止血。

【贮藏】 贮干燥容器内，贯众炭密闭，置阴凉干燥处。贯众炭应散尽余热，防复燃。

藕 节

【处方用名】 藕节、藕节炭。

【来源】 本品为睡莲科植物莲的干燥根茎节部。

【炮制方法】

1. 藕节 取原药材，除去杂质及残留须根，洗净，干燥，除净药屑。

2. 藕节炭 取净藕节，用武火炒至表面焦黑色，内部深褐色时，喷淋清水，灭净火星，取出，摊开晾凉，除净药屑。

【成品性状】 藕节呈短圆柱形，中部稍膨大，表面灰黄色至灰棕色，有须根痕，断面有多数圆孔，味涩微甘。藕节炭表面焦黑色，内部深褐色，味涩。

【炮制作用】 藕节味甘、涩，性平，归肝、肺、胃经，能止血，消瘀。生藕节性偏凉，止血，消瘀。藕节炭涩性增强，收敛止血。

动物实验证明，生藕节和藕节炭均有缩短凝血时间的作用，但藕节炭止血作用强于生藕节。

【贮藏】 贮干燥容器内，藕节炭密闭，置阴凉干燥处，防潮，防蛀。藕节炭应散尽余热，防复燃。

第二节 加辅料炒法

加辅料炒法是将药物与固体辅料共同拌炒的一类操作。又称辅料拌炒或拌炒。

加辅料炒法有麸炒、米炒、土炒、沙炒（烫）、蛤粉炒（烫）、滑石粉炒（烫）等。

一、麸炒

麸炒是药物与麦麸拌炒的一类操作。麦麸有"资谷气"的作用，故一般健脾胃的药物多麸炒。

【成品质量要求】 熏炒至表面黄色或深黄色。根据"麸炒色白和易于赋色饮片质量标准规律"，一般色白和易赋色的药物，熏炒的黄色稍浅些；色深和不易辨别色泽的药物，熏炒的黄色可深些（麸炒品含生片、糊片不得超过2%）。

【操作方法】 先用武火将锅烧热，用"麦麸控制火候法"预试锅温后，再将定量麦麸均匀撒入锅中，待冒烟时，投入净药物，均匀翻搅，熏炒至药物表面呈黄色或深黄色时，迅速取出，筛去焦麦麸，放凉，除净药屑（麸炒品含药屑、杂质不得超过2%）。

【麦麸用量】除另有规定外，每净药物100kg，用麦麸10kg。

【操作注意】

1. 药物炒前要进行"分档"，使熏炒的时间和色泽一致。

2. 麸炒的火候的判断用"麦麸控制火候法"，操作手法是：往武火加热的锅底及其周围各对称点上撒撮麦麸，都是稍停即焦化冒烟，又无火星出现时，即为火候适中。亦可用"焦麦麸色泽佐证火候法"，若麸炒后筛下的焦麦麸呈现出鲜艳的焦褐色，亦可佐证火候适中。

3. 操作中做到"四速"、"三均匀"。（1）撒麸迅速且均匀；（2）撒药迅速且均匀；（3）翻搅动作迅速且均匀；（4）出锅动作迅速。以免药物受热不均和表面色泽不匀。

4. 成品出锅后，若色泽浅些，可暂不筛除焦麦麸，用余烟熏制，使颜色稍深。

【炮制作用】

1. 增强健脾胃作用　如山药、白术等具有补脾胃作用的药物，经麸炒后，可"借麸入中"、"资其谷气"，增强疗效。

2. 缓和药性　如苍术、枳壳、枳实等具有辛燥之性或破气作用的药物，经麸炒后，能"抑酷性勿伤上膈"或"去燥性而和胃"，使其药性缓和，不致耗气伤阴。

3. 矫味矫臭及赋色作用　如僵蚕等气味不良的药物，经麸炒后，可借焦麦麸的香气，矫正不良气味，并使色泽美观，利于服用。

苍　术

【处方用名】　苍术、麸炒苍术、焦苍术。

【来源】　本品为菊科植物茅苍术或北苍术的干燥根茎。

【炮制方法】

1. 苍术　取原药材，除去杂质，洗净，润透，切厚片，干燥，除净药屑。

2. 麸炒苍术　将麦麸撒入用"麦麸控制火候法"试温后的热锅内，待冒烟时，投入净苍术片，炒至深黄色时，取出，筛去焦麦麸，放凉。每净苍术片 100kg，用麦麸 10kg。

3. 焦苍术　取净苍术片置热锅内，用中火炒至呈焦褐色时，喷淋少许清水，再文火炒干，取出，放凉，筛去碎屑。

【成品性状】　苍术呈不规则的厚片，表皮灰棕色，片面黄白色或灰白色，散有多数橙黄色或棕红色的油点（俗称"朱砂点"），茅苍术片稍置能析出白毛状结晶（习称"起霜"），质坚实，香气特异，味微甘、辛、苦。麸炒苍术片呈深黄色，香气浓。焦苍术片焦褐色，香气微弱。

【炮制作用】　苍术味辛、苦，性温，归脾、胃、肝经，能燥湿健脾，祛风散寒，明目。生苍术辛温苦燥，擅于祛湿发汗。麸苍术缓其辛燥之性，气变芳香，增强健脾燥湿作用。焦苍术辛燥之性大减，擅于固肠止泻。

研究表明，苍术挥发油过量对人体有明显的不良反应，炮制后挥发油的含量减少，降低了刺激性。

【贮藏】　贮干燥容器内，麸苍术、焦苍术密闭，置阴凉干燥处。

枳　壳

【处方用名】　枳壳、麸炒枳壳。

【来源】　本品为芸香科植物酸橙及其栽培变种的干燥未成熟果实。

【炮制方法】

1. 枳壳　取原药材，除去杂质，用清水浸泡 1~3 小时（上压重物，以免漂在水中），至用手指能掐入枳壳表面时，及时捞出，稍润至透，切薄片，干燥后，筛去瓤核。

2. 麸炒枳壳　将麦麸撒入用"麦麸控制火候法"试温后的热锅内，待冒烟时，投入净枳壳片，炒至呈淡黄色时，取出，筛去焦麦麸，放凉。每净枳壳片100kg，用麦麸10kg。

【成品性状】　枳壳呈不规则的弧状条形薄片，边缘棕褐色或褐色，片面黄白色，质脆，气清香，味苦微酸。麸炒枳壳呈淡黄色，偶见深黄色焦斑，具焦麸香气。

【炮制作用】　枳壳味苦、辛、酸，性温，归脾、胃经，能理气宽中，行滞消胀。生枳壳作用较强，擅于理气宽中。麸枳壳缓其辛燥之性，增强健胃消食之功。

研究证明，枳壳的果瓤含挥发油量甚少，且不含右旋柠檬烯，柚苷含量也很低，并极易发生霉变和虫蛀，其煎液味极苦涩，不堪入口，故应除净瓤核入药。枳壳麸炒后挥发油含量减少约1/2，故麸炒缓和了枳壳的辛燥之性。

【贮藏】　贮干燥容器内，麸枳壳密闭，置阴凉干燥处。防蛀。

薏 苡 仁

【处方用名】　薏苡仁、麸炒薏苡仁、炒薏苡仁。

【来源】　本品为禾本科植物薏苡的干燥成熟种仁。

【炮制方法】

1. 薏苡仁　取原药材，除去皮壳及杂质，筛去灰屑。

2. 麸炒薏苡仁　将麦麸撒入用"麦麸控制火候法"试温后的热锅内，待冒烟时，投入净薏苡仁，炒至呈微黄色，略鼓起时，取出，筛去焦麦麸，放凉。每净薏苡仁100kg，用麦麸10kg。

3. 炒薏苡仁　取净薏苡仁于热锅内，文火加热，炒至呈微黄色，略鼓起时，取出，放凉。

【成品性状】　薏苡仁呈宽卵形或长椭圆形，背面圆凸，腹面有一条明显的纵沟，表面乳白色，光滑，偶有残存的黄褐色种皮，质坚硬，断面白色，粉性，气微，味微甜。麸炒薏苡仁微鼓起，表面微黄色，有焦麸香气。炒薏苡仁，微鼓起，表面淡黄色，略有焦斑，有香气。

【炮制作用】　薏苡仁味甘、淡，性凉，归脾、胃、肺经，能健脾渗湿，除痹止泻，清热排脓。生薏苡仁擅于渗湿，除痹，清热排脓。麸炒薏苡仁健脾止泻。炒薏苡仁健脾利湿。

【贮藏】　贮干燥容器内，麸炒薏苡仁、炒薏苡仁密闭，置阴凉干燥处。防蛀。

僵 蚕

【处方用名】　僵蚕、麸炒僵蚕。

【来源】　本品为蚕蛾科昆虫家蚕4～5龄的幼虫感染（或人工接种）白僵菌而致死的干燥体。

【炮制方法】

1. 僵蚕　取原药材，筛净灰屑，簸去丝毛，淘洗后干燥。

2. 麸炒僵蚕　将麦麸撒入用"麦麸控制火候法"试温后的热锅内，待冒烟时投入净僵蚕，炒至呈黄色时，取出，筛去焦麦麸，放凉。每净僵蚕100kg，用麦麸10kg。

【成品性状】　僵蚕呈圆柱形，多弯曲皱缩，表面灰黄色，被有白色粉霜，质硬而脆，断面棕黄色，有光泽，气微腥，味微咸。麸炒僵蚕表面黄色，腥气减弱。

【炮制作用】　僵蚕味咸、辛，平，归肝、肺、胃经，能祛风定惊，化痰散结。生僵蚕擅于散风热。临床常麸炒用。麸炒僵蚕祛风定惊，化痰散结，且矫腥臭味。

【贮藏】　贮干燥容器内，密闭，置阴凉干燥处。防蛀。

枳　实

【处方用名】　枳实、麸炒枳实。

【来源】　本品为芸香科植物酸橙及其栽培变种或甜橙的干燥幼果。

【炮制方法】

1. 枳实　取原药材，除去杂质，洗净，润透，切薄片，干燥，筛去碎屑。

2. 麸炒枳实　将麦麸撒入用"麦麸控制火候法"试温后的热锅内，待冒烟时，投入净枳实片，炒至呈黄色时，取出，筛去焦麦麸，放凉。每净枳实片 100kg，用麦麸 10kg。

【成品性状】　枳实略呈弧状条形或圆形薄片，外皮黑绿色或暗棕色，片面黄白色或黄棕色，质脆，气清香，味苦微酸。麸炒枳实片呈深黄色，偶有焦斑，香气加重。

【炮制作用】　枳实味苦、辛、酸，性温，归脾、胃经，能破气消积，化痰散痞。生枳实破气消积，化痰散痞，但破气作用猛烈。麸炒枳实缓其峻烈之性，免伤正气。

【贮藏】　贮干燥容器内，麸炒枳实密闭，置阴凉干燥处。防蛀。

芡　实

【处方用名】　芡实、麸炒芡实。

【来源】　本品为睡莲科植物芡的干燥成熟种仁。

【炮制方法】

1. 芡实　取原药材，除去杂质及残留硬壳。

2. 麸炒芡实　将麦麸撒入用"麦麸控制火候法"试温后的热锅内，待冒烟时，投入净芡实，炒至呈微黄色时，取出，筛去焦麦麸，放凉。每净芡实 100kg，用麦麸 10kg。

【成品性状】　芡实呈类球形，多为破粒。表面有棕红色内种皮，一端黄白色，质较硬，破碎面白色，粉性，无臭，味淡。麸炒芡实表面黄色或微黄色，具焦麸香气。

【炮制作用】　芡实味甘、涩，性平，归脾、肾经，能益肾固精，补脾止泻，祛湿止带。生芡实益肾固精，补脾止泻，祛湿止带。麸炒芡实增强了补脾止泻作用。

【贮藏】　贮干燥容器内，密闭，置阴凉干燥处。防蛀。

椿皮（樗白皮）

【处方用名】　椿皮、麸炒椿皮。

【来源】　本品为苦木科植物臭椿的根皮或干皮。

【炮制方法】

1. 椿皮　取原药材，除去杂质，洗净，润透，切丝或段，干燥，除净药屑。

2. 麸炒椿皮　将麦麸撒入用"麦麸控制火候法"试温后的热锅内，待冒烟时，投入净椿皮，炒至呈微黄色时，取出，筛去焦麦麸，放凉。

【成品性状】 椿皮呈不规则丝片状，表面黄白色或灰白色，粗糙，内表面淡黄色，较平坦，质硬而脆，断面外层颗粒性，内层纤维性，气微，味苦。麸炒后，表面呈微黄色，有焦麸香气。

【炮制作用】 椿皮味苦、涩，性寒，归大肠、胃、肝经，能清热燥湿，收涩止带，止泻，止血。生椿皮清热燥湿，收涩止带，止泻，止血，但具油腥臭气。麸炒椿皮矫其腥臭，利于内服。

【贮藏】 贮干燥容器内，麸炒椿皮密闭，置阴凉干燥处。防蛀。

二、米炒

米炒是药物与米同炒的一类操作。糯饭米制有"润燥而泽"的作用，故一般有毒的昆虫类和需增强补益作用的药物多米炒。

【成品质量要求】 熏炒至"黄"的程度，或带火色。但一般是用"糯米检视质量规格法"，即观察贴在锅底上的米已大部分呈现出黄棕色，少数为焦褐色或焦黑色时；或拌炒中的米呈黄棕色至黄褐色时，即为程度适中（米炒品含药屑、杂质不得超过1%）。

【操作方法】

1. 贴米法 将渍湿的米平贴于锅底，中火加热至米冒烟时投入净药材，轻轻翻动药物，炒至米的色泽符合"糯米检视质量规格法"要求时，取出，去净焦米，放凉。

2. 拌米法 将米撒入中火加热的锅内至米冒烟时，投入净药材，拌炒至米呈黄棕色至黄褐色时，取出，去净焦米，放凉。

【大米用量】 每净药物10kg，用米2kg。

【炮制作用】

1. 降低毒性或刺激性，矫正不良气味 如斑蝥、红娘子等。

2. 增强健脾和补益作用 如党参、麦冬等补益药物，经米炒后，"米制润燥而泽"，"用米取气不取质"，增强了健脾和补益作用。

斑 蝥

【处方用名】 生斑蝥、米斑蝥。

【来源】 本品为芫青科昆虫南方大斑蝥或黄黑小斑蝥的干燥虫体。

【炮制方法】

1. 生斑蝥 取原药材，去头、足、翅及杂质。

2. 米炒斑蝥 将净斑蝥用"贴米法"炒至米大部分呈黄棕色，少数焦褐或焦黑色，或用"拌米法"炒至米呈黄棕色至黄褐色，斑蝥微挂火色，显油亮光泽时，取出，去米，放凉。每净斑蝥10kg，用米2kg。

【操作注意】 斑蝥的毒性成分为斑蝥素，84℃即升华，对皮肤黏膜有强烈的刺激作用，操作时要注意环境通风和劳动保护。用过的器具和筛下的焦米，要妥善处理，以防中毒。

【成品性状】 斑蝥为去除头、足、翅的干燥虫体，呈长圆形，背部有三条黄色或棕黄色的横纹，胸腹部乌黑色，有特殊的臭气，味辛。米炒斑蝥微挂火色，有光泽，臭味轻微。

【炮制作用】 斑蝥味辛，性热，有大毒，归肝、胃、肾经，能破血消癥，攻毒蚀疮，引赤发泡。生斑蝥有大毒，外用攻毒蚀疮，引赤发泡。内服对消化道和泌尿系均有损害。米炒斑蝥能降低毒性，矫其气味，少量内服，可破血消癥。

研究认为，斑蝥素以胸腹部的含量最高，而头足含量最低。斑蝥用 110℃ 烘 26 ~ 30 分钟，斑蝥素、甲酸、脂肪油三种成分的含量，与炒斑蝥中含量相近，故认为烘制法可以替代米炒法。

【贮藏】 贮干燥容器内，密闭，置阴凉干燥处。防蛀。生斑蝥应按毒性中药由专人管理。

党 参

【处方用名】 党参、米党参、蜜党参。

【来源】 本品为桔梗科植物党参、素花党参或川党参的干燥根。

【炮制方法】

1. 党参 取原药材，除去杂质，洗净，润透，切厚片或段，干燥，除净药屑。

2. 米炒党参 将净党参用"拌米法"炒至米呈黄棕色至黄褐色，党参挂火色时，取出，去米，放凉。每净党参 10kg，用米 2kg。

3. 蜜炙党参 取炼蜜，用适量开水稀释，与净党参拌匀，稍闷，置锅内，文火加热，炒至党参呈深黄色，符合"手握法"检视质量标准，基本不粘手时，出锅，放凉，干燥后，及时收藏。每净党参 100kg，用炼蜜 25kg。

【成品性状】 党参呈圆形片或段状，表面黄棕色或灰棕色，切面黄白色或棕色，有裂隙或菊花纹，质脆，味甘。米炒后呈老黄色，具香气。蜜炙后呈深黄色，显光泽，味甜。

【炮制作用】 党参味甘，性平，归脾、肺经，能补中益气，健脾补肺。生党参补中益气，健脾益肺。米炒党参增强补脾止泻作用。蜜炙党参增强补中益肺作用。

研究表明，党参片比段有效物质的总煎出量多近 1 倍，故党参以切片为宜。

【贮藏】 贮干燥容器内，米党参、蜜党参密闭，置阴凉干燥处。防蛀。

红 娘 子

【处方用名】 红娘子、米红娘子。

【来源】 本品为蝉科昆虫黑翅红娘的干燥虫体。

【炮制方法】

1. 红娘子 取原药材，去头、足、翅及杂质。

2. 米炒红娘子 将净红娘子用"贴米法"炒至米大部分呈黄棕色，少数焦褐或焦黑色，或用"拌米法"炒至米呈黄棕色至黄褐色，红娘子微挂火色时，取出，去米，放凉。每净红娘子 10kg，用米 2kg。

【操作注意】 同斑蝥。

【成品性状】 红娘子为去除头、足、翅的干燥虫体，形似蝉状而较小，背面红褐色或暗红色，质轻，有特殊臭气，味辛。米炒红娘子表面微挂火色，臭味轻微。

【炮制作用】 红娘子味苦、辛，性平，有大毒，归肝经，能攻毒，通瘀，破积。生红娘子毒性较大，具特殊臭气，外用解毒蚀疮。米炒红娘子毒性降低，矫其腥臭，内服少量，破瘀通经。

【贮藏】 贮干燥容器内，密闭，置阴凉干燥处。防蛀。生红娘子应按毒性中药由专人管理。

三、土炒

土炒是药物与伏龙肝拌炒的一类操作。伏龙肝有"壁土取其归中"和"骤补中焦"之说，故一般补脾止泻的药物多土炒。

【成品质量要求】 炒至药物表面挂匀土色，带火色，或微带焦斑，嗅有药物与土的混合气味（土炒品含生片、糊片不得超过2%）。

【操作方法】 将伏龙肝细粉放入中火加热的锅内，待伏龙肝的热度，达到"伏龙肝控制火候法"的要求时，迅速投入净药物，拌炒至药物表面均匀沾染一层土粉，呈现土黄色，透出土香气时，取出，筛去土粉，放凉，除净药屑（土炒品含药屑、杂质不得超过3%）。

【伏龙肝用量】 每净药物100kg，用伏龙肝20～30kg。

【操作注意】

1. 土炒的火候用"伏龙肝控制火候法"，操作手法是：将伏龙肝放入中火加热的锅内后，在翻搅中观察土的变化。炒至伏龙肝色泽稍深，搅动时质地显得轻松、呈现较滑利状态时，即为火候适中。土温"过热"，成为"土烫"，导致片面焦化。土温不及，影响色泽。

2. 筛下的土粉，如果色泽变化不大，基本保持原土色，还可再炒药一次，否则，需更换新的土粉，以免影响制品色泽。

【炮制作用】

1. 引药入脾，增强补脾止泻作用 如山药、白术、苍术、薏苡仁、芡实等具有补脾、健脾、利湿等作用的药物，经土炒后，可"取其归中"，"藉（借）土气而补中州"，增强药物疗效。

2. 缓和燥性 如白术、苍术等具辛燥之性的药物，经土炒后，能降低其辛燥之性，避免刺激脾胃。

山 药

【处方用名】 山药、土炒山药、麸炒山药。

【来源】 本品为薯蓣科植物薯蓣的干燥根茎。

【炮制方法】

1. 山药 取原药材，除去杂质，大小分开，洗净，润透，切厚片，干燥。

2. 土炒山药 将灶心土细粉置锅内，中火加热至轻松滑利状态时，投入净山药片拌炒，至表面均匀挂土粉时，取出，筛去土粉，放凉。每净山药100kg，用伏龙肝30kg。

3. 麸炒山药 将麦麸撒入用"麦麸控制火候法"试温后的热锅内，待冒烟时，投入净山药片，炒至呈黄色时取出，筛去麸皮，放凉。每净山药100kg，用麦麸10kg。

【成品性状】 本品呈类圆形厚片，表面洁白色或淡黄色，粉性，无臭，味淡，微酸。土炒山药表面呈土色，粘有土粉，具土香气。麸炒山药表面呈淡黄色或黄色，具有焦麸香气。

【炮制作用】 山药味甘，性平，归脾、肺、肾经，能补脾养胃，生津益肺，补肾涩精。

生山药补脾养胃,生津益肺,补肾涩精。土炒山药增强补脾止泻作用。麸炒山药增强健脾和胃作用。

【贮藏】 贮干燥容器内,置通风干燥处。防蛀。

白 术

【处方用名】 白术、土炒白术、麸炒白术。

【来源】 本品为菊科植物白术的干燥根茎。

【炮制方法】

1. 白术 取原药材,除去杂质,用水润透,切厚片,干燥,除净药屑。

2. 土炒白术 将灶心土细粉置锅内,中火加热至呈轻松滑利状态时,投入净白术片拌炒,至表面均匀挂土粉时,取出,筛去土粉,放凉。每净白术片100kg,用伏龙肝20kg。

3. 麸炒白术 将麦麸撒入用"麦麸控制火候法"试温后的热锅内,待冒烟时,投入净白术片,炒至呈黄色时,取出,筛去焦麦麸,放凉。每净白术片100kg,用麦麸10kg。

【成品性状】 白术为不规则厚片状,边缘呈灰黄或灰棕色,片面黄白色或淡黄棕色,质坚脆,微显油性,气清香,味甘微辛。土炒白术表面呈土色,粘有土粉,具土香气。麸炒白术表面呈黄色或黄褐色,具焦麸香气。

【炮制作用】 白术味苦、甘,性温,归脾、胃经,能健脾益气,燥湿利水,止汗,安胎。生白术健脾益气,燥湿利水,止汗,安胎。麸炒白术缓其燥性,增强健脾作用。土炒白术健脾,和胃,安胎。

【贮藏】 贮干燥容器内,置通风干燥处。防蛀。

四、沙炒(沙烫)

沙炒是药物与河沙拌炒的一类操作,又称沙烫。由于河沙温度较高,并能紧密接触药物,使其整体均匀受热,故一般骨、甲类和坚硬的植物类药材多沙烫。

【成品质量要求】 烫炒至药物表面呈黄色,质地酥脆;或形体鼓起,毛微焦(烫制品含生片、糊片不得超过2%;醋淬品含水量不得超过10%)。

【操作方法】 将净河沙放入武火加热的锅内,待河沙的热度达到"河沙控制火候法"或"炒烫预试火候法"的要求时,迅速投入净药物,不断用沙掩埋、搅拌,烫炒至质地酥脆或鼓起,表面呈黄色时,有的需烫至毛微焦,取出,筛去沙,放凉;鳖甲、穿山甲、龟甲等药材,需趁热投入醋中浸淬,取出,干燥。

【沙的用量】 以烫炒时能完全掩埋药物为宜。

【操作注意】

1. 沙烫火候的判断用"河沙控制火候法",操作技巧是:将河沙放入武火加热的锅内后,在翻搅中观察河沙的变化,炒至翻动质地显得较为轻松、滑利时,即为河沙的温度适中;或用"炒烫预试火候法",操作技巧是:用少量药材投入热沙中试烫,如果符合沙烫的质量标准,说明河沙的温度适中。

2. 河沙可反复使用,但需将残留在其中的杂质除去。烫炒过有毒药物的河沙不可再烫炒其他药物。

3. 沙烫温度较高，为防止将药物烫焦，操作中要勤翻动，出锅快，筛沙及时。

【炮制作用】

1. 增强疗效 如鳖甲、穿山甲、狗脊等质地坚硬的药物，烫炒后质变酥脆，易于粉碎和煎出有效成分。

2. 降低毒性 如马钱子烫炒后，可使所含毒性成分改变结构，毒性降低。

3. 矫味矫臭 如龟甲、鳖甲、穿山甲等沙烫醋淬后，能矫其腥臭味，利于服用。

4. 便于洁净 如骨碎补、马钱子、狗脊等烫炒后，其绒毛或鳞片易于除去。

鳖 甲

【处方用名】 鳖甲、醋鳖甲。

【来源】 本品为鳖科动物鳖的干燥背甲。

【炮制方法】

1. 鳖甲 取原药材，置蒸锅内，沸水蒸 45 分钟，取出，放入热水中，立即用硬刷除净皮肉，洗净，日晒夜露至干燥无腥臭味。

2. 醋鳖甲 将净沙置锅内，武火加热，待沙呈轻松滑利状态时，投入大小分档的净鳖甲，翻炒至质酥，表面呈黄色时，取出，筛去沙，趁热投入醋液中稍浸，捞出，干燥。用时捣碎。每净鳖甲 100kg，用醋 20kg。

【成品性状】 鳖甲呈椭圆形或卵圆形薄片，外表黑褐色或墨绿色，中央有一条纵棱，内面类白色，质坚硬，气微腥，味淡。制鳖甲呈深黄色，质酥脆，略有醋气。

【炮制作用】 鳖甲味咸，性微寒，归肝、肾经，能滋阴潜阳，软坚散结，退热除蒸。生鳖甲经蒸和日晒夜露，易于除净残肉和外皮，减低腥臭气，符合净度标准。擅于滋阴潜阳。制鳖甲擅于软坚散结，质变酥脆，利于粉碎和煎出有效成分，并能矫臭矫味。

【贮藏】 贮干燥容器内，制鳖甲密闭，置阴凉干燥处。

穿 山 甲

【处方用名】 穿山甲、炮山甲（炮甲珠）、醋山甲。

【来源】 本品为鲮鲤科动物穿山甲的鳞甲。

【炮制方法】

1. 穿山甲 取原药材，除去杂质及残肉，洗净，干燥（杂质不得超过4%）。

2. 炮山甲 将净沙置锅内，武火加热，待沙呈轻松滑利状态时，投入大小分档的净穿山甲片，翻炒至发泡鼓起，边缘向内卷曲，表面呈金黄色或棕黄色时，取出，筛去沙，放凉，用时捣碎。

3. 醋山甲 取净穿山甲，大小分档，按炮山甲法烫炒后，趁热投入醋液中浸淬，捞出，干燥。用时捣碎。每净穿山甲片 100kg，用醋 30kg。

【成品性状】 穿山甲呈扇形、三角形或盾形，中央厚，边缘薄，外表黑褐色或黄褐色，质坚韧，气微腥，味咸。炮山甲鼓起，卷曲，呈金黄色或棕黄色，质酥脆，腥气极弱；醋淬后，略有醋气。

【炮制作用】 穿山甲味咸，性微寒，归肝、胃经，能通经下乳，消肿排脓，搜风通络。

生穿山甲质地坚韧，一般炮炙后用。炮山甲擅于消肿排脓，搜风通络，质地酥脆利于粉碎和煎出有效成分。醋山甲擅于通经下乳，质更酥脆。

实验研究，穿山甲生品与不同炮制品煎液中的总浸出物（主要的总蛋白质和钙）的含量分析结果是：醋淬品＞沙炒品＞生品。

【贮藏】　贮干燥容器内，醋山甲密闭，置阴凉干燥处。

骨 碎 补

【处方用名】　骨碎补、烫骨碎补。

【来源】　本品为水龙骨科植物槲蕨的干燥根茎。

【炮制方法】

1. 骨碎补　取原药材，除去非药用部分及杂质，洗净，润透，切厚片，干燥，除净药屑。

2. 烫骨碎补　将净沙置锅内，武火加热，待沙呈轻松滑利状态时，投入净骨碎补或片，翻炒至鼓起，取出，筛去沙，放凉，撞去毛。

【成品性状】　骨碎补呈不规则的长条状或厚片，外表密被深棕色至暗棕色的绒毛，断面红棕色，质坚硬，无臭，味淡微涩。沙炒后鼓起，表面呈棕褐色或焦黄色，断面呈淡棕褐色或淡棕色，质轻脆，无绒毛，气香，味微苦涩。

【炮制作用】　骨碎补味苦，性温，归肾、肝经，能补肾强骨，续伤止痛；外治斑秃，白癜风。生骨碎补密被绒毛，不易除净，且质地坚硬而韧，不利于粉碎和煎出有效成分，临床多用炮制品。烫骨碎补易于除净绒毛，且质酥易碎，利于粉碎和煎出有效成分。

【贮藏】　贮干燥容器内，置通风干燥处。

马 钱 子

【处方用名】　生马钱子、制马钱子。

【来源】　本品为马钱科植物马钱的干燥成熟种子。

【炮制方法】

1. 生马钱子　取原药材，除去杂质。

2. 制马钱子　将净沙置锅内，武火加热，待沙呈轻松滑利状态时，投入净马钱子，翻炒至外表呈棕褐色或深棕色时，取出，筛去沙，放凉，除去绒毛［含士的宁（$C_{21}H_{22}N_2O_2$）应为0.78%～0.82%］。

【成品性状】　马钱子呈纽扣状，表面密被灰棕或灰绿色绒毛，质坚韧，种仁淡黄白色，角质状，无臭，味极苦。沙炒后中间略鼓，表面呈棕褐色或深棕色，无绒毛，用"砸开法"砸成两瓣后，可见胚乳有小泡鼓起，断面棕褐色，质地松脆，无臭，味苦。

【炮制作用】　马钱子味苦，性温，有大毒，归肝、脾经，能通络止痛，散结消肿。生马钱子有大毒，不宜生用，可供外用。制马钱子毒性降低，质变酥脆，利于粉碎和除去绒毛，入丸散内服，不可多服和久服，并应严格控制剂量。

研究结果表明，马钱子炮制后毒性大为降低，并以沙烫温度在230℃～240℃，加热3～4分钟为最佳炮制温度和时间。马钱子的皮毛与种仁含的生物碱成分基本相同，仅在含量上有所不同。

【贮藏】　贮干燥容器内，制马钱子密闭，置阴凉干燥处。生马钱子应按毒性中药由专人管理。

龟　甲

【处方用名】　龟甲、醋龟甲。

【来源】　本品为龟科动物乌龟的背甲及腹甲。

【炮制方法】

1. 龟甲　取原药材，置蒸锅内，沸水蒸 45 分钟，取出，放入热水中，立即用硬刷除净皮肉，洗净，日晒夜露至无腥臭味，干燥。

2. 醋龟甲　将净沙置锅内，武火加热，待沙呈轻松滑利状态时，投入大小分档的净龟甲，翻炒至质酥，表面呈淡黄色时，取出，筛去沙，趁热投入醋液中稍浸，捞出，干燥。用时捣碎。每净龟甲 100kg，用醋 20kg。

【成品性状】　龟甲呈长方椭圆形薄片，外表面淡黄棕色或棕黑色（背甲棕褐色或黑褐色），有放射状纹理，内表面黄白色或灰白色，质坚硬，气微腥，味微咸。醋龟甲表面黄色，质酥脆，略有醋气。

【炮制作用】　龟甲味咸、甘，性微寒，归肝、肾、心经，能滋阴潜阳，益肾强骨，养血补心。生龟甲蒸和日晒夜露易于除净残肉和外皮，减少腥臭气，符合净度标准，擅于滋阴潜阳。醋龟甲擅于益肾强骨，养血补心，质变酥脆，利于粉碎和煎出有效成分，并能矫臭矫味。

实验表明，龟甲炮制品蛋白质的煎出率是生品的 14 倍。龟甲以沙烫醋淬品入煎为佳。

【贮藏】　贮干燥容器内，制龟甲密闭，置阴凉干燥处。

狗　脊

【处方用名】　狗脊、烫狗脊。

【来源】　本品为蚌壳蕨科植物金毛狗脊的干燥根茎。

【炮制方法】

1. 狗脊　取原药材，除去杂质；未切片者，洗净，略泡，润透，切厚片，干燥，除净药屑。

2. 烫狗脊　将净沙置锅内，武火加热，待沙呈轻松滑利状态时，投入净狗脊，翻炒至鼓起，绒毛呈焦褐色时，取出，筛去沙，放凉，除去残存绒毛。

【成品性状】　狗脊呈不规则的椭圆形或圆形厚片状，边缘有金黄色绒毛，片面浅棕色，外侧有一条明显隆起的棕黄色环纹，中间可见多数点状结构，质地坚硬，味微涩。沙炒后鼓起，呈焦黄色或棕褐色，质地松脆，无绒毛。

【炮制作用】　狗脊味苦、甘，性温，归肝、肾经，能补肝肾，强腰膝，祛风湿。生狗脊苦燥之力较强，擅于祛风湿。烫狗脊补肝肾，强腰膝，质地松脆，利于除去绒毛和煎出有效成分。

【贮藏】　贮干燥容器内，置通风干燥处。防潮。

五、蛤粉炒（蛤粉烫）

蛤粉炒是药物与蛤粉拌炒的一类操作。又称蛤粉烫。由于蛤粉细腻，加热后温度适中，能使药物缓慢均匀受热，具"闷烫"效果，故一般胶类药物多蛤粉炒。

【成品质量要求】 烫炒至鼓起，成珠，用"手捏法"捏碎后，内无溏心（胶茬），表面呈黄色（烫制品含生片、糊片不得超过2%）。

【操作方法】 将蛤粉放入中火加热的锅内，待蛤粉的热度，达到"蛤粉控制火候法"或"炒烫预试火候法"的要求时，迅速投入净药物，翻炒至色黄，鼓起，成珠，内无溏心时，取出，筛去蛤粉，放凉。

【蛤粉用量】 以烫炒时能完全掩埋药物为宜。

【操作注意】

1. 胶块烘软后，要切制成6mm以下立方块（丁）为宜。"丁"大，容易产生溏心（胶茬）。

2. 蛤粉烫的火候判断用"蛤粉控制火候法"，操作技巧是：将蛤粉放入中火加热的锅内后，在翻搅中观察蛤粉的变化，炒至翻动时显得较为轻松、滑利时，即为蛤粉的温度适中；或用"炒烫预试火候法"，操作技巧是：用少量药材投入热蛤粉中试烫，如果符合蛤粉烫的质量标准，说明蛤粉的温度适中。若蛤粉的温度过热，易使药物焦化；蛤粉温度不及，易成"僵子"。

3. 蛤粉可用多次，如果色变灰暗，应及时更换，以免影响成品色泽。

【炮制作用】 使药物质地酥脆，便于粉碎和煎煮，"牡蛎粉制成珠而易研"，"沸燥如珠子"。如阿胶、鹿角胶、黄明胶等烫炒后易于粉碎和入汤剂。

阿　胶

【处方用名】 阿胶、阿胶珠。

【来源】 本品为马科动物驴的皮经加工熬炼而成的胶块。

【炮制方法】

1. 阿胶（丁） 取阿胶块，置文火上烘软，切成边长6mm的立方块（丁）。

2. 阿胶珠

（1）蛤粉烫炒阿胶 将阿胶丁均匀地撒入用"蛤粉控制火候法"试温后的热蛤粉中，文火翻炒至鼓起，成珠，内无溏心时，取出，筛去蛤粉，放凉。

（2）蒲黄烫炒阿胶 将净蒲黄置热锅内，文火加热至稍微变色时，均匀撒入阿胶丁，翻炒至鼓起，成珠，内无溏心时，取出，筛去蒲黄，放凉。蒲黄的用量以炒时能完全掩埋药物为宜。

【成品性状】 阿胶呈长方形或方形块，黑褐色，有光泽，略透明，质硬而脆，断面光亮，气微腥，味微甘。蛤粉炒阿胶呈圆球形，外表灰白色或灰褐色，质酥。蒲黄炒阿胶呈圆球形，外表呈棕褐色，质酥。

【炮制作用】 阿胶味甘，性平，归肺、肝、肾经，能补血止血，滋阴润燥。生阿胶擅于滋阴，补血，润燥。蛤粉炒阿胶擅于清肺化痰，并减少粘腻之性，矫正不良气味，利于粉碎。蒲黄炒阿胶擅于止血,并减少粘腻之性,矫正不良气味,利于粉碎。

【贮藏】 贮干燥容器内,密闭,置阴凉干燥处。防潮。

鹿 角 胶

【处方用名】 鹿角胶、鹿角胶珠。

【来源】 本品为鹿科动物马鹿或梅花鹿已骨化的角或锯茸后翌年春季脱落的角基(即鹿角盘)经加工熬炼而成的胶块。

【炮制方法】

1. 鹿角胶 取鹿角胶块,置文火上烘软,切成 6mm 立方块。

2. 鹿角胶珠 取蛤粉置锅内,中火加热,待蛤粉呈灵活状态时,均匀撒入鹿角胶立方块,翻炒至鼓起成珠,内无溏心时,取出,筛去蛤粉,放凉。

【成品性状】 鹿角胶呈扁方形块,黄棕色或红棕色,半透明,有的块上有黄白色泡沫层,质脆易碎,断面光亮,气微,味微甜。鹿角胶珠呈类圆形,表面黄白色或淡黄色,质酥,气微,味微甜。

【炮制作用】 鹿角胶味甘、咸,性温,归肾、肝经,能温补肝肾,益精养血。生鹿角胶擅于补肾阳,益精血。蛤粉炒鹿角胶减少了粘腻之性,矫正不良气味,利于粉碎。

【贮藏】 贮干燥容器内,密闭,置阴凉干燥处。防潮。

黄 明 胶

【处方用名】 黄明胶、黄明胶珠。

【来源】 本品为牛科动物牛的干燥皮经加工熬炼而成的胶块。

【炮制方法】

1. 黄明胶 取黄明胶块,置文火上烘软,切成边长 6mm 的立方块。

2. 黄明胶珠 取蛤粉置锅内,中火加热,待蛤粉呈灵活状态时,均匀撒入黄明胶立方块,翻炒至鼓起成珠,内无溏心时,取出,筛去蛤粉,放凉。

【成品性状】 本品呈方形或不规则碎块状,棕褐色有光泽,质坚脆,断面光亮,呈半透明状,气微,味微甜。黄明胶珠呈圆球状,表面黄白色或淡黄色,质酥,气微,味微甜。

【炮制作用】 黄明胶味甘,性平,归肺、大肠、肝经,能滋阴润燥,养血止血。生黄明胶擅于滋阴养血。蛤粉炒黄明胶减少了粘腻之性,矫正不良气味,利于粉碎。

【贮藏】 贮干燥容器内,密闭,置阴凉干燥处。防潮。

六、滑石粉炒(滑石粉烫)

滑石粉炒是药物与滑石粉拌炒的一类操作。又称滑石粉烫。由于滑石粉细微滑腻,能使药物整体受热均匀,很少粘附,又易除掉,故一般韧性大,受热后出油,容易粘附辅料的动物类药物多用滑石粉炒。

【成品质量要求】 烫炒至药物鼓起,酥脆,表面呈黄色(烫制品含生片、糊片不得超过 2%)。

【操作方法】 将滑石粉放入中火加热的锅内,待滑石粉的热度,达到"滑石粉控制火候法"或"炒烫预试火候法"的要求时，迅速投入净药物，翻炒至鼓起，酥脆，表面呈黄色时，取出，筛去滑石粉，放凉。

【滑石粉用量】　以烫炒时能完全掩埋药物为宜。

【操作注意】

1. 滑石粉烫的火候判断用"滑石粉控制火候法"，操作技巧是：将滑石粉放入中火加热的锅内后，在翻搅中观察滑石粉的变化，炒至翻动滑石粉显得轻松、滑利、灵活时，即为滑石粉的温度适中；或用"炒烫预试火候法"，操作技巧是：用少量药材投入热滑石粉中试烫，如果符合滑石粉烫的质量标准，说明滑石粉的温度适中。若滑石粉的温度过高，易使药物焦化，鼓起不好。

2. 滑石粉可用多次，如果色变灰暗，应及时更换。

【炮制作用】

1. 使药物质地酥脆，便于粉碎和煎煮　如鱼鳔胶、黄狗肾等。

2. 降低毒性及矫臭　如水蛭、刺猬皮等，高温可杀灭附着的微生物，质酥味微香，矫其腥臭味。

鱼 鳔 胶

【处方用名】　鱼鳔胶、制鱼鳔胶。

【来源】　本品为石首鱼科动物大黄鱼、小黄鱼或鲟科动物中华鲟、鳇鱼等的鱼鳔。

【炮制方法】

1. 鱼鳔胶　取鱼鳔胶微火烘软，切成小方块或丝。

2. 制鱼鳔胶　将滑石粉置锅内，中火加热，至滑石粉呈灵活状态时，投入净鱼鳔块（丝），翻炒至发泡鼓起，表面呈黄色时，取出，筛去滑石粉，放凉。

【成品性状】　鱼鳔胶为小方块或不规则条状，黄白色或淡黄色，半透明，质坚韧，气微腥，味淡。制鱼鳔胶鼓胀发泡，黄色，质地酥脆，具香气。

【炮制作用】　鱼鳔胶味甘、咸，性平，归肾经，能补肾益精，止血，散瘀，消肿。生鱼鳔胶气腥质韧，很少生用。滑石粉炒鱼鳔胶降低了粘腻之性，矫其腥味，利于粉碎，临床内服多入丸散。

【贮藏】　贮干燥容器内，密闭，置阴凉干燥处。防潮。

刺 猬 皮

【处方用名】　刺猬皮、制刺猬皮。

【来源】　本品为猬科动物刺猬、达乌尔猬或大耳猬的干燥外皮。

【炮制方法】

1. 刺猬皮　取原药材，用碱水浸泡，刷去污垢，除去油脂及残肉，剪去带毛的皮，将带棘刺的皮剪或切成小块，再用清水反复漂洗干净，干燥。

2. 制刺猬皮　将滑石粉置锅内，中火加热至翻动呈灵活状态时，投入净刺猬皮块，翻炒至棘刺鼓起，呈黄色时，取出，筛去滑石粉，放凉。

【成品性状】　刺猬皮为带针状棘刺的皮块，表面灰褐色或黑褐色，皮内面灰白色或棕褐色，边缘有毛，质坚韧，有特殊腥臭气。制刺猬皮棘刺鼓起，呈黄色，具腥香气。

【炮制作用】 刺猬皮味苦、涩，性平，归胃、大肠、肾经，能止血行瘀，止痛，固精缩尿。生刺猬皮腥臭，质地坚韧，很少生用。制刺猬皮质地酥脆，矫其腥臭，利于粉碎和煎煮，临床多用。

【贮藏】 贮干燥容器内，密闭，置阴凉干燥处。防蛀。

水 蛭

【处方用名】 水蛭、烫水蛭。

【来源】 本品为水蛭科动物蚂蟥、水蛭或柳叶蚂蟥的干燥全体。

【炮制方法】

1. 水蛭 取原药材，洗净，润软，切段，干燥，除净药屑。

2. 烫水蛭 将滑石粉置锅内，中火加热至翻动呈灵活状态时，投入净水蛭，翻炒至微鼓起，呈黄棕色时，取出，筛去滑石粉，放凉。

【成品性状】 水蛭呈扁平纺锤形或不规则小块，有环纹，背部黑褐色或黑棕色，腹部棕黄色，质韧，有腥气。烫水蛭呈黄棕色，微鼓起，质酥脆，有腥香气。

【炮制作用】 水蛭味咸、苦，性平，有小毒，归肝经，能破血，逐瘀，通经。生水蛭擅于破血，逐瘀，通经，但气腥有毒，多入煎剂。烫水蛭毒性降低，矫其腥气，质地酥脆，利于粉碎，多入丸散。

【贮藏】 贮干燥容器内，密闭，置阴凉干燥处。防蛀。

狗 鞭

【处方用名】 狗鞭、制狗鞭。

【来源】 本品为犬科动物雄性家狗带睾丸的阴茎。

【炮制方法】

1. 狗鞭 取原药材，用清水漂净，剪去皮毛，干燥，烘软，切段或切薄片。

2. 制狗鞭 将滑石粉置锅内，中火加热至翻动呈灵活状态时，投入净狗鞭段或片，翻炒至松泡，呈黄褐色时，取出，筛去滑石粉，放凉。

【成品性状】 狗鞭为类圆形段或薄片，黄棕色，质油润而韧。气腥臭，味微咸。制狗鞭鼓起，黄褐色，质松脆。

【炮制作用】 狗鞭味咸，性温，归肾经，能温肾壮阳，补益精髓。生狗鞭腥臭，质坚韧，一般不宜生用。制狗鞭质地酥脆，矫其腥臭，利于粉碎和煎出有效成分，利于服用。

【贮藏】 贮干燥容器内，密闭，置阴凉干燥处。防蛀，防泛油。

复习思考题

1. 试述炒麦芽、炒槐花（米）、炒莱菔子、炒牛蒡子、炒牵牛子、炒王不留行、焦麦芽、焦山楂、地榆炭、荆芥炭、白茅根炭、槐花（米）炭、艾叶炭、侧柏炭、蒲黄炭、麸炒苍术、麸炒枳壳、麸炒薏苡仁、麸炒僵蚕、麸炒山药、米斑蝥、米党参、土山药、土白术、醋鳖甲、醋山甲、烫骨碎补、制马钱子、阿胶珠、制鱼鳔胶、制刺猬皮、烫水蛭等32种炮制品的操作方法、质量要求及炮制作用。

2. 如何区分"塘火"、"微火"、"文火"、"武火"、"文武火"及"中火"?

3. 何谓"手掌控制火候法"、"麦麸控制火候法"、"伏龙肝控制火候法"、"河沙控制火候法"、"蛤粉控制火候法"、"滑石粉控制火候法"、"炒烫预试火候法"以及"焦麦麸佐证火候法"?

4. 简述炒黄、炒焦、炒炭的成品质量要求、操作方法、操作注意及炮制作用。

5. 简述麸炒、米炒、土炒、沙炒、蛤粉炒和滑石粉炒的成品质量要求、操作方法、辅料用量、操作注意及炮制作用。

6. 举例说明适用于"炒后不易显露出黄色"、"花、叶类炭药"和"麸炒色白和易于赋色饮片"等质量标准规律的药物及质量标准。

7. 举例说明应用"手捻法"、"掰断法"、"砸开法"、"手捏法"和"糯米检视质量规格法"等检视炮制品质量的药物及手法与技巧。

8. 举例说明炒黄药物的性状在形、质、色、味和声等方面的变化特征。

9. 简述滚筒式炒药机炒药操作。

10. 简述麦芽、苍耳子、蔓荆子、白果、山楂、地榆、白茅根、侧柏叶、茜草、藕节、苍术、枳壳、斑蝥、党参、穿山甲、马钱子、龟甲等的现状炮制研究。

第四章 炙 法

炙法是药物拌入定量的液体辅料，待吸收后，进行炒炙；或先将药物炒至一定程度，再喷洒定量液体辅料，进行炒炙的一类操作。

炙法有酒炙、醋炙、盐炙、姜炙、蜜炙、油炙等。

【操作方法】

1. 先拌辅料后炒药法　将净药物拌入定量液体辅料，闷润至辅料被吸收后，再置锅内，文火炒至"黄"的程度，取出，放凉，除净药屑。此法为优，是炙法最常用的方法之一。

2. 先炒药后喷洒辅料法　先将净药物置锅内，炒至微显火色后，再喷洒定量液体辅料，文火炒至"黄"的程度，取出，放凉，除净药屑。该法是乳香、没药、五灵脂、百合、槐角炙时的操作方法。知母、车前子炙时亦可采用。该法用于应付处方调配时的药物小炒（即现炙现用），既可满足处方应付的要求，又方便了顾客。

第一节　酒炙法

酒炙法是药物与定量黄酒拌炒的一类操作。又称酒炒。黄酒有"行药势"，"宣和百脉"，"升提"，"制寒"的作用，故一般活血祛瘀、祛风通络及寒凉性的药物多酒炙。

【成品质量要求】　炒至表面呈黄色，或变色，或微带焦斑，嗅到药物的固有气味（酒炙品含生片、糊片不得超过 2%；含水分不得超过 13%）。

【操作方法】　取净药材，用黄酒拌匀，闷润，待吸收后，置用"手掌控制火候法"判定温度适宜的热锅内，文火炒至"黄"的程度时，出锅，放凉，除净药屑（酒制品含药屑、杂质不得超过 1%）。

【黄酒用量】　除另有规定外，每净药材 100kg，用黄酒 10kg。

【炮制作用】

1. 缓和药物寒性，引药上行　如酒白芍、酒大黄、酒黄连、酒黄柏等。

2. 增强活血通络作用　如酒当归、酒川芎、酒牛膝、酒桑枝、酒乌梢蛇、酒蕲蛇等。

3. 矫味去腥　如酒乌梢蛇、酒蕲蛇等。

白　芍

【处方用名】　白芍、酒白芍、炒白芍。

【来源】　本品为毛茛科植物芍药的干燥根。

【炮制方法】

1. 白芍　取原药材，除去杂质，大小分档，洗净，润透，切薄片，干燥，除净药屑。

2. 酒白芍　取净白芍片，用黄酒拌匀，闷润至透，置用"手掌控制火候法"判定温度适宜的热锅内，文火炒至微黄色，略带深黄色斑点，嗅有白芍的固有气味时，出锅，放凉，除净药屑。每净白芍100kg，用黄酒10kg。

3. 炒白芍　取净白芍片，置锅内，文火炒至微黄色，取出，放凉，除净药屑。

【成品性状】　白芍为近圆形或椭圆形的薄片，片面类白色或微棕红色，有环纹及放射状纹理，质坚实，气微，味微苦酸。酒白芍表面微黄色，微有酒气。炒白芍表面微黄色，偶见有黄斑。

【炮制作用】　白芍味苦、酸，性微寒，归肝、脾经，能平肝止痛，养血调经，敛汗止汗。生白芍擅于敛阴平肝。酒白芍行经，擅于止中寒腹痛，尤宜于产后腹痛。炒白芍性缓，擅于养肝柔肝，和脾，止泻。

【贮藏】　贮干燥容器内，酒白芍密闭，置阴凉干燥处。防蛀。

大　黄

【处方用名】　大黄、酒大黄、熟大黄、大黄炭。

【来源】　本品为蓼科植物掌叶大黄、唐古特大黄或药用大黄的干燥根及根茎。

【炮制方法】

1. 大黄　取原药材，除去杂质，大小分档，洗净，略润至透时，切厚片或块，晾干或低温干燥，除净药屑。

2. 酒大黄　取净大黄片或块，用黄酒拌匀，闷润至透，置锅内，文火炒至色泽加深，带焦斑，嗅到浓郁的清香气味时，出锅，放凉，除净药屑。每净大黄100kg，用黄酒10kg。

3. 熟大黄

（1）酒炖大黄　取净大黄块，用黄酒拌匀，置蒸罐（或坛）内，密闭，隔水加热，炖至罐内的黄酒被吸尽，大黄成黑色时，取出，干燥。

（2）酒蒸大黄　取净大黄块，用黄酒拌匀，待吸收，放笼屉内，加热。从笼屉圆气开始计时，蒸4小时，焖12小时，取出晒至外皮微干，再拌入剩余的黄酒，放笼屉内再蒸。反复蒸至大黄黑润时，取出，干燥。

每净大黄块100kg，用黄酒30kg。

4. 大黄炭　取净大黄片，置锅内，武火炒至表面焦黑色，内部焦褐色，喷淋少许清水，灭净火星，取出，放凉，除净药屑。

【成品性状】　大黄为不规则厚片或块，片面呈淡红棕色或黄棕色，具有锦纹，质坚实，气清香，味苦而微涩。酒大黄表面深褐色，偶有焦斑，略有酒香气。熟大黄表面黑褐色，有特异芳香气味，微苦。大黄炭表面焦黑色，内部焦褐色，质轻而脆，有焦香气，味微苦。

【炮制作用】　大黄味苦，性寒，归脾、胃、大肠、肝、心包经，能泻热通肠，凉血解毒，逐瘀通经。生大黄泻下峻烈。酒大黄其力稍缓，并能引药上行，擅于清上焦热毒。熟大黄泻下力缓，擅于泻火解毒。大黄炭擅于凉血化瘀止血。

据研究，炒制、蒸制及制炭对大黄所含大黄蒽醌类衍生物均有影响，其中酒炒品中仅游离蒽醌衍生物减量。酒炖、制炭品，其泻下成分番泻苷及大黄酸苷明显减量，番泻苷微量或完全被破坏。加热对鞣质影响较小，因此泻下作用减弱，而收敛作用相对增强。大黄各炮制品均有一定的抑菌效力，其中酒炖大黄、炒大黄的抑菌效力与生品相近。

【贮藏】 贮干燥容器内，酒大黄、熟大黄、大黄炭密闭，置阴凉干燥处。防蛀。大黄炭应散尽余热，防复燃。

黄 连

【处方用名】 黄连、酒黄连、姜黄连、萸黄连。

【来源】 本品为毛茛科植物黄连、三角叶黄连或云连的干燥根茎。

【炮制方法】

1. 黄连 取原药材，除去杂质，润透后切薄片，晾干，或用时捣碎。

2. 酒黄连 取净黄连片，用黄酒拌匀，闷润至透，置锅内，文火炒至色泽加深时，取出，放凉，除净药屑。每净黄连 100kg，用黄酒 12.5kg。

3. 姜黄连 取净黄连片，加姜汁拌匀，闷润至透，置锅内，文火炒至色泽加深时，取出，放凉，除净药屑。每净黄连 100kg，用生姜 12.5kg。

4. 萸黄连 取吴茱萸加适量水煎煮，煎液与净黄连拌匀，闷润至透，置锅内，文火炒至色泽加深时，取出，放凉，除净药屑。每净黄连 100kg，用吴茱萸 10kg。

【成品性状】 黄连为不规则薄片或碎块，片面金黄色，周边黯黄色，粗糙，附有残留细小须根，质坚硬，气微，味极苦。酒黄连色泽较生片加深，略带酒气，味苦。姜黄连表面色泽加深，具姜的辛辣气味，味苦。萸黄连表面色泽加深，有吴茱萸的辛辣味，味苦。

【炮制作用】 黄连味苦，性寒，归心、脾、胃、肝、胆、大肠经，能清热燥湿，泻火解毒。生黄连清心火，解热毒。酒黄连擅于清上焦火热。姜黄连擅于清胃和胃止呕。萸黄连擅于舒肝和胃止呕。

【贮藏】 贮干燥容器内，酒黄连、姜黄连、萸黄连密闭，置阴凉干燥处。

常 山

【处方用名】 常山、酒常山、炒常山。

【来源】 本品为虎耳草科植物常山的干燥根。

【炮制方法】

1. 常山 取原药材，除去杂质，大小分档，浸泡润透，切薄片，干燥，除净药屑。

2. 酒常山 取净常山片，用黄酒拌匀，闷润至透，置锅内，文火炒至变色时，取出，放凉，除净药屑。每净常山 100kg，用黄酒 10kg。

3. 炒常山 取净常山片，置锅内，文火炒至变色时，取出，放凉，除净药屑。

【成品性状】 常山为不规则的薄片，片面黄白色，周边棕黄色，质坚硬，无臭，味苦。酒常山表面黄色，带焦斑，略有酒香气。炒常山表面黄色，带焦斑。

【炮制作用】 常山味苦、辛，性寒，有毒，归肺、肝、心经，能截疟，劫痰。生常山擅于涌吐劫痰。酒常山作用缓和，毒性降低，多用于截疟。炒常山缓其苦寒之性。

据实验研究，现行的各种炮制方法并不能解决常山致呕的不良反应，故认为常山治疟以原药材直接切片或打成粗末入药为宜。

【贮藏】 贮干燥容器内，酒常山密闭，置阴凉干燥处。

丹　参

【处方用名】　　丹参、酒丹参。

【来源】　　本品为唇形科植物丹参的干燥根及根茎。

【炮制方法】

1. 丹参　取原药材，除去杂质及残茎，洗净，润透，切厚片，干燥，除净药屑。

2. 酒丹参　取净丹参片，用黄酒拌匀，闷润至透，置锅内，文火炒至带火色时，取出，放凉，除净药屑。每净丹参100kg，用黄酒10kg。

【成品性状】　　丹参为类圆形的厚片，皮部棕红色，木部灰黄色或紫褐色，见有散在黄白色筋脉点，气微，味微苦涩。酒丹参带焦斑，微有酒气。

【炮制作用】　　丹参味苦，性微寒，归心、肝经，能祛瘀止痛，活血通经，清心除烦。生丹参祛瘀止痛，活血通经，清心除烦。酒丹参缓其寒凉之性，擅于治疗产后瘀血腹痛。

【贮藏】　　贮干燥容器内，酒丹参密闭，置阴凉干燥处。

当　归

【处方用名】　　当归、酒当归、土当归、当归炭。

【来源】　　本品为伞形科植物当归的干燥根。

【炮制方法】

1. 当归　取原药材，除去杂质，洗净，稍润，切薄片，干燥或低温干燥，除净药屑。

2. 酒当归　取净当归片，用黄酒拌匀，闷润至透，置锅内，文火炒至色泽加深时，取出，放凉，除净药屑。每净当归100kg，用黄酒10kg。

3. 土当归　将灶心土细粉置锅内，中火加热至轻松滑利状态时，投入净当归片拌炒，至表面均匀挂土粉时，取出，筛去土粉，放凉。每净当归100kg，用伏龙肝细粉20kg。

4. 当归炭　取净当归片，置锅内，中火炒至焦黑色，喷淋清水，灭净火星，取出，凉透，除净药屑。

【成品性状】　　当归为圆形或类圆形薄片，片面呈黄白色或淡黄棕色，中间有一浅棕色环纹，并有棕色油点，周边黄棕色或棕褐色，质柔韧，有浓郁香气。味甘、辛、微苦。酒当归表面深黄色，偶见焦斑，微有酒气。土当归表面深黄色（挂土色），有香气。当归炭表面呈黑褐色，质枯脆，气微弱。

【炮制作用】　　当归味甘、辛，性温，归肝、心、脾经，能补血活血，调经止痛，润肠通便。生当归补血活血，调经止痛，润肠通便。酒当归擅于活血通经。土当归防滑肠，健脾止泻。当归炭收涩止血。

【贮藏】　　贮干燥容器内，密闭，置阴凉干燥处。防潮，防蛀。当归炭应散尽余热，防复燃。

川　芎

【处方用名】　　川芎、酒川芎。

【来源】　　本品为伞形植物川芎的干燥根茎。

【炮制方法】

1. 川芎　取原药材，除去杂质，大小分档，略泡，洗净，润透，切薄片，干燥，除净药屑。

2. 酒川芎　取净川芎片，用黄酒拌匀，闷润至透，置锅内，文火炒至带焦斑时，取出，放凉，除净药屑。每净川芎 100kg，用黄酒 10kg。

【成品性状】　川芎为不规则的薄片，片面黄白色或灰黄色，隐现不规则筋脉纹，散有棕色小油点（油室），周边粗糙不整齐，质坚硬，气浓香，味苦辛，稍有麻舌感，回味微甜。酒川芎色泽加深，偶见焦斑，略有酒气。

【炮制作用】　川芎味辛，性温，归肝、胆、心包经，能活血行气，祛风止痛。生川芎活血行气，祛风止痛。酒川芎增强活血行气、止痛作用，并引药上行，治血瘀头痛。

【贮藏】　贮干燥容器内，密闭，置阴凉干燥处。防蛀。

牛　膝

【处方用名】　牛膝、酒牛膝、盐牛膝。

【来源】　本品为苋科植物牛膝的干燥根。

【炮制方法】

1. 牛膝　取原药材，除去杂质，大小分档，洗净，润透，除去芦头，切段，干燥，除净药屑。

2. 酒牛膝　取净牛膝段，加黄酒拌匀，闷润至透，置锅内，文火炒至带火色时，取出，放凉，除净药屑。每净牛膝 100kg，用黄酒 10kg。

3. 盐牛膝　取净牛膝段，加盐水拌匀，闷润至透，置锅内，文火炒至带火色时，取出，放凉，除净药屑。每净牛膝 100kg，用食盐 2kg，适量开水化开，滤过用。

【成品性状】　牛膝为类圆形小段，表面呈灰黄色或淡棕色，切面黄棕色，略半透明状，中心黄白色，其外周散有多数筋脉点，周边外皮有细纵皱纹，质硬而脆，气微，味微甜涩。酒牛膝表面偶见焦斑，微有酒气。盐牛膝表面偶见焦斑，微有咸味。

【炮制作用】　牛膝味苦、酸，性平，归肝、肾经，能补肝肾，强筋骨，逐瘀通经，引血下行。生牛膝擅于逐瘀通经，引血或诸药下行。酒牛膝擅于补肝肾，强筋骨。盐制后助其入肾，增强补肝肾、强筋骨作用，并能引药至膝。

【贮藏】　贮干燥容器内，酒牛膝、盐牛膝密闭，置阴凉干燥处。防潮。

桑　枝

【处方用名】　桑枝、酒桑枝、炒桑枝。

【来源】　本品为桑科植物桑的干燥嫩枝。

【炮制方法】

1. 桑枝　取原药材，洗净，润透，切厚片，晒干，除净药屑。

2. 酒桑枝　取净桑枝片，用黄酒拌匀，闷润至透，置锅内，文火炒至微黄色，取出，放凉，除净药屑。每净桑枝 100kg，用黄酒 12kg。

3. 炒桑枝　取净桑枝片，置热锅中，文火炒至微黄色，取出，放凉，除净药屑。

【成品性状】　桑枝为长椭圆形的厚片，片面黄白色，呈放射状纹理，髓部白色，周边灰黄色或黄褐色，质坚韧，气微，味淡。酒桑枝表面呈黄色，偶有焦斑，具有酒气。炒桑枝表面微黄色，偶有焦斑。

【炮制作用】 桑枝味微苦，性平，归肝经，能祛风湿，利关节。生桑枝治关节湿痹诸痛，无论新、久、寒、热均可用之。酒桑枝和炒桑枝增强祛风除湿、利关节的作用。

【贮藏】 贮干燥容器内，酒桑枝密闭，置阴凉干燥处。

乌 梢 蛇

【处方用名】 乌梢蛇、酒乌梢蛇、乌梢蛇肉。

【来源】 本品为游蛇科动物乌梢蛇的干燥体。

【炮制方法】

1. 乌梢蛇 取原药材，除去头、鳞片及灰屑，切寸段。

2. 酒乌梢蛇 取净乌蛇段，用黄酒拌匀，闷润至透，置锅内，文火炒至色泽加深时，取出，放凉。每净乌梢蛇100kg，用黄酒20kg。

3. 乌梢蛇肉 取净乌梢蛇段，用黄酒润透，除去皮骨，干燥。每净乌梢蛇100kg，用黄酒20kg。

【成品性状】 乌梢蛇呈段状，表面黑褐色或绿黑色，切面黄白色或淡棕色，质坚硬，气腥，味淡。酒乌梢蛇色泽加深，略有酒气。乌梢蛇肉呈段片状，无皮骨，黄白色或灰黑色，质韧，气腥，略有酒气。

【炮制作用】 乌梢蛇味甘，性平，归肝经，能祛风，通络，止痉。生乌梢蛇尤擅于治疗痹证日久者，具腥气。酒乌梢蛇和乌梢蛇肉增强祛风通络止痉作用，并能解腥防腐，利于服用和保存。

【贮藏】 贮干燥容器内，密闭，置阴凉干燥处。防霉，防蛀。

蕲 蛇

【处方用名】 蕲蛇、酒蕲蛇、蕲蛇肉。

【来源】 本品为蝰科动物五步蛇的干燥体。

【炮制方法】

1. 蕲蛇 取原药材，除去头、鳞片及灰屑，切成寸段。

2. 酒蕲蛇 取净蕲蛇段，用黄酒拌匀，闷润至透，置锅内，文火炒至色泽加深时，取出，干燥。每净蕲蛇100kg，用黄酒20kg。

3. 蕲蛇肉 取净蕲蛇段，用黄酒润透后，除去皮骨，干燥。每净蕲蛇100kg，用黄酒20kg。

【成品性状】 蕲蛇呈小段状，表面黑褐色或浅棕色，有鳞片痕，近腹部呈灰白色，内面腹壁黄白色，气腥，味微咸。酒蕲蛇表面色泽加深，略有酒气。蕲蛇肉呈小段状，黄白色，略有酒气。

【炮制作用】 蕲蛇味甘、咸，性温，有毒，归肝经，能祛风，通络，止痉。生蕲蛇为祛风通络要药，具腥气，除去头部能消除毒性。酒蕲蛇和蕲蛇肉增强祛风通络止痉作用，并可解腥防腐，利于服用和保存。

【贮藏】 贮干燥容器内，密闭，置阴凉干燥处。防霉，防蛀。

蛇 蜕

【处方用名】 蛇蜕、酒蛇蜕。

【来源】 本品为游蛇科动物黑眉锦蛇、锦蛇或乌梢蛇等蜕下的干燥表皮膜。

【炮制方法】

1. 蛇蜕 取原药材，除去杂质，洗净，干燥，切段。

2. 酒蛇蜕 取净蛇蜕段，用黄酒拌匀，润透，置锅内，文火炒至带火色时，取出，放凉。每净蛇蜕 100kg，用黄酒 15kg。

【成品性状】 蛇蜕为圆筒形小段，多皱缩，背部银灰色或淡棕色，有光泽，鳞迹菱形或椭圆形，衔接处呈白色，腹部乳白色或略显黄色，体轻、质微韧，手捏有润滑感和弹性，气微腥，味淡或微咸。酒蛇蜕微黄色，质轻脆，略具酒气。

【炮制作用】 蛇蜕味咸、甘，性平，归肝经，能祛风，定惊，解毒，退翳。生蛇蜕祛风，定惊，解毒，退翳，具腥气。酒蛇蜕增强祛风作用，并能解腥。

【贮藏】 贮干燥容器内，密闭，置阴凉干燥处。防蛀。

蛤 蚧

【处方用名】 蛤蚧、酒蛤蚧、酥蛤蚧。

【来源】 本品为壁虎科动物蛤蚧的干燥体。

【炮制方法】

1. 蛤蚧 取原药材，洗净，除去头足及鳞片，切成小块，干燥。

2. 酒蛤蚧 取净蛤蚧块，用黄酒拌匀，闷润至透后，烘干。每净蛤蚧 100kg，用黄酒 20kg。

3. 油酥蛤蚧 取除去头足及鳞片的蛤蚧，涂以麻油，在无烟的炉火上烤炙，待色黄质酥时，取下，切小块。

【成品性状】 蛤蚧为不规则的片状小块，表面灰黑色或银灰色，有黄白色或灰绿色的斑点，质坚韧，气腥，味微咸。酒蛤蚧微有酒气。油酥蛤蚧色稍黄，质酥脆。

【炮制作用】 蛤蚧味咸，性平，归肺、肾经，能补肺益肾，纳气定喘，助阳益精。生蛤蚧入丸散不易粉碎，且具腥气。应去头足及鳞片，使之符合药用净度标准。酒蛤蚧增强补肺益肾、纳气定喘、助阳益精作用，并去腥，入丸散易于粉碎。油酥蛤蚧去腥，质酥，入丸散易于粉碎。

【贮藏】 贮干燥容器内，同花椒密闭，置阴凉干燥处。防蛀。

蟾 酥

【处方用名】 蟾酥粉、酒蟾酥、乳蟾酥。

【来源】 本品为蟾蜍科动物中华大蟾蜍或黑眶蟾蜍的干燥分泌物。

【炮制方法】

1. 蟾酥粉　取蟾酥捣碎，研成细粉。

2. 酒蟾酥　取蟾酥，捣碎，加白酒浸渍，时常搅动至呈稠膏状，干燥，粉碎。每净蟾酥 10kg，用白酒 20kg。

3. 乳蟾酥　取蟾酥，捣碎，用鲜牛奶浸渍，时常搅动至呈稠膏状，干燥，研粉。每净蟾酥 10kg，用鲜牛奶 20kg。

【操作注意】　本品有毒，研粉时的粉尘对人体裸露部位和黏膜有强烈的刺激，应注意防护。乳制法应选春、秋天进行，夏天易酸败。

【成品性状】　蟾酥粉呈棕褐色粉末状，粉末嗅之作嚏，气微腥，味初甜而后有持久的麻辣感。酒蟾酥形如蟾酥粉。乳蟾酥呈灰棕色粉末，气味及刺激性比蟾酥粉弱。

【炮制作用】　蟾酥味辛，性温，有毒，归心经，能解毒，止痛，开窍醒神。生蟾酥有毒，作用峻烈，研粉便于外用，不可入目。酒蟾酥和乳蟾酥毒性降低，易于粉碎和减少粉尘刺激。

【贮藏】　贮干燥容器内，密闭，置阴凉干燥处。防潮。蟾酥应按毒性中药由专人管理。

第二节　醋炙法

醋炙法是药物与定量米醋拌炒的一类操作，又称醋炒。米醋有"入肝"，"住痛"，"解毒"的作用，故一般疏肝解郁、散瘀止痛及攻下逐水的药物多醋炙。其中，药性较猛烈的药物，一般还要用醋煮。

【成品质量要求】　炒至表面呈黄色，或变色，或微带焦斑，嗅到药物与醋的混合气味。醋乳香、醋没药、醋五灵脂炒到显油亮光泽。醋芫花等峻下逐水药，以及醋莪术、醋三棱煮至醋液被吸尽，内无白心为度（醋炙品含生片、糊片不得超过2%；醋煮制品含未煮透者不得超过2%，有毒药材应全部煮透。含水分不得超过13%）。

【操作方法】　取净药材，用米醋拌匀，闷润，待吸收后，置用"手掌控制火候法"判定温度适宜的热锅内，文火炒至"黄"的程度，嗅到药物与醋的混合气味时，出锅，放凉，除净药屑（醋制品含药屑、杂质不得超过1%）。醋炙乳香、没药、五灵脂时，要应用"先炒药后喷洒辅料法"的操作方法。需要醋煮的净药材按煮法进行炮制。

【米醋用量】　除另有规定外，醋炙、醋煮每净药材100kg，用米醋20kg。必要时可加适量清水稀释。

【炮制作用】

1. 引药入肝，增强活血止痛作用　如醋香附、醋乳香、醋青皮、醋延胡索、醋三棱、醋莪术等。

2. 降低毒性，减少药物的不良反应　如醋芫花、醋甘遂、醋红大戟等。

3. 矫臭矫味　如醋乳香、醋没药、醋五灵脂、醋鸡内金等。

香　附

【处方用名】　香附、醋香附。

【来源】 本品为莎草科植物莎草的干燥根茎。

【炮制方法】

1. 香附 取原药材，串轧去毛须，再碾压成颗粒状，筛簸干净，即得"香附米"。或润透切薄片，干燥，除净药屑。

2. 醋香附 取香附米（片），加醋拌匀，闷润至透，置锅内，文火炒至表面带焦斑，固有气味浓郁时，取出，放凉。每净香附 100kg，用醋 20kg。

【成品性状】 生香附呈纺锤形、不规则碎块或薄片，有须根痕，片面红棕色或黄白色，质地坚硬，气香，味微苦。醋香附带焦斑，略有醋气。

【炮制作用】 香附味辛、微苦、微甘，性平，归肝、脾、三焦经，能行气解郁，调经止痛。生香附擅于上行胸膈，外达肌表，行气解郁。醋香附增强疏肝解郁、调经止痛作用。

有报道，醋香附的解痉、止痛作用明显优于生品。

【贮藏】 贮干燥容器内，醋香附密闭，置阴凉干燥处。防蛀。

乳 香

【处方用名】 乳香、醋乳香、炒乳香。

【来源】 本品为橄榄科植物乳香树、鲍达乳香树或野乳香树树干皮部渗出的干燥油胶树脂。

【炮制方法】

1. 乳香 取原药材，除去杂质，将大块砸成匀整的颗粒。

2. 醋乳香 取分档后的净乳香颗粒，置锅内，文火炒至表面呈现微熔状态时，及时均匀地喷洒米醋，再炒至表面显油亮光泽时，及时出锅，摊开晾凉。每净乳香 100kg，用醋 5kg。

3. 炒乳香 取分档后的净乳香颗粒，置锅内，文火炒至冒烟，表面显油亮光泽时，及时出锅，摊开晾凉。

【成品性状】 乳香呈不规则乳头状小颗粒或小团块状，淡黄色，半透明，质坚脆，气香，味极苦。醋乳香黄色，带焦斑，显油亮光泽，略有醋气。炒乳香油黄色，带焦斑，质坚脆，有特异香气。

【炮制作用】 乳香味辛、苦，性温，归心、肝、脾经，能活血行气，通经止痛，消肿生肌。生乳香对胃有刺激性，易致呕吐。外用消肿生肌。醋乳香增强活血行气、通经止痛作用。并能缓和刺激性，利于粉碎。炒乳香擅于活血，缓和刺激性，利于粉碎。

【贮藏】 贮干燥容器内，醋乳香、炒乳香密闭，置阴凉干燥处。

芫 花

【处方用名】 芫花、醋芫花。

【来源】 本品为瑞香科植物芫花的干燥花蕾。

【炮制方法】

1. 芫花 取原药材，除去杂质及梗、叶，筛去灰屑。

2. 醋芫花

（1）醋炒芫花 取净芫花，用醋拌匀，闷润至透，置锅内，文火炒至带火色时，取出，放凉，除净药屑。

（2）醋煮芫花　将净芫花置锅内，倒入兑入适量清水的醋，文火煮透，吸尽醋液，再炒至微干，表面显火色时，取出，摊开晾凉，干燥，除净药屑。

每净芫花 100kg，用醋 30kg。

【成品性状】　芫花呈棒槌状，多弯曲，淡紫色或灰绿色，密被细绒毛，质软，气微，味甘微辛。醋芫花表面带火色，微有醋气，味微酸而微麻辣。

【炮制作用】　芫花味苦、辛，性温，有毒，归肺、脾、肾经，能泻水逐饮，解毒杀虫。生芫花毒性强，不良反应大，一般不内服。外用治疥癣秃疮、冻疮。醋芫花毒性降低。

【贮藏】　贮干燥容器内，醋芫花密闭，置阴凉干燥处。防霉，防蛀。

青　皮

【处方用名】　青皮、醋青皮。

【来源】　本品为芸香科植物橘及其栽培变种的干燥幼果或未成熟果实的果皮。

【炮制方法】

1. 青皮　取原药材，除去杂质，洗净，闷润，切厚片或丝，干燥，除净药屑。

2. 醋青皮　取净青皮片或丝，用醋拌匀，闷润至透，置锅内，文火炒至微黄色时，取出，放凉，除净药屑。每净青皮 100kg，用醋 15kg。

【成品性状】　青皮为类圆形厚片或不规则丝状，片面黄白色或淡黄棕色，外皮灰绿色或墨绿色，气清香，味酸、苦、辛。醋青皮色泽加深，微有醋气。

【炮制作用】　青皮味苦、辛，性温，归肝、胆、胃经，能疏肝破气，消积化滞。生青皮擅于破气消积。醋青皮缓和辛烈之性，增强疏肝止痛、消积化滞作用。

【贮藏】　贮干燥容器内，密闭，置阴凉干燥处。

柴　胡

【处方用名】　柴胡、醋柴胡、鳖血柴胡。

【来源】　本品为伞形科植物柴胡或狭叶柴胡的干燥根。

【炮制方法】

1. 柴胡　取原药材，除去杂质及残茎，洗净，润透，切厚片，干燥，除净药屑。

2. 醋柴胡　取净柴胡片，用醋拌匀，闷润至透，置锅内，文火炒至带火色时，取出，放凉，除净药屑。每净柴胡 100kg，用醋 20kg。

3. 鳖血柴胡　取净柴胡片，用鳖血及适量清水拌匀，稍闷，置锅内，文火炒至带火色时，取出，放凉，除净药屑。每净柴胡 100kg，用鳖血 12.5kg。

【成品性状】　柴胡为不规则的厚片，片面黄白色，纤维性，外皮黑褐色或浅棕色，质硬，气微香，味微苦。醋柴胡色泽加深，具醋气。鳖血柴胡色泽加深，具血腥气。

【炮制作用】　柴胡味苦，性微寒，归肝、胆经，能和解表里，疏肝，升阳。生柴胡升散作用较强，擅于和解表里，升举阳气。醋柴胡缓其升散之性，擅于疏肝解郁止痛。鳖血柴胡能抑制升浮之性，擅于益阴退热。

【贮藏】　贮干燥容器内，醋柴胡、鳖血柴胡密闭，置阴凉干燥处。防蛀。

延 胡 索

【处方用名】 延胡索、醋延胡索。

【来源】 本品为罂粟科植物延胡索的干燥块茎。

【炮制方法】

1. 延胡索 取原药材，除去杂质，洗净，润透，切厚片，干燥，除净药屑。或除去杂质，洗净，干燥，用时捣碎。

2. 醋延胡索

（1）取净延胡索片，用醋拌匀，闷润至透，待醋吸尽后，置锅内，文火炒至带火色时，取出，放凉，除净药屑。

（2）取净延胡索，置锅内，倒入兑适量清水的醋，文火煮至醋液被吸尽，切开内无白心时，取出，晒晾后，再闷润至内外软硬一致，切厚片，干燥，除净药屑。

每净延胡索 100kg，用醋 20kg。

【成品性状】 延胡索为圆形厚片或不规则的碎颗粒，外表黄色或黄褐色，片面黄色，角质样，具蜡样光泽，质硬而脆，气微，味苦。醋延胡索片深黄色，带焦斑，味苦，略有醋气。

【炮制作用】 延胡索味辛、苦，性温，归肝、脾经，能活血，利气，止痛。生延胡索的止痛等有效成分不易煎出，功效欠佳。醋延胡索增强活血、利气、止痛作用。

【贮藏】 贮干燥容器内，醋延胡索密闭，置阴凉干燥处。防霉，防蛀。

三 棱

【处方用名】 三棱、醋三棱。

【来源】 本品为黑三棱科植物黑三棱的干燥块茎。

【炮制方法】

1. 三棱 取原药材，除去杂质，大小分档，浸泡，润透，切薄片，干燥，除净药屑。

2. 醋三棱 取净三棱片，用醋拌匀，闷润至透，置锅内，文火炒至色变深，取出，放凉，除净药屑。每净三棱 100kg，用醋 15kg。

【成品性状】 三棱为类圆形薄片，片面黄白色或灰白色，粗糙，周边灰黄或黄白色，质坚实，味淡，嚼之微有麻辣感。醋三棱表面灰黄色，偶见焦黄斑，微有醋气。

【炮制作用】 三棱味辛、苦，性平，归肝、脾经，能破血行气，消积止痛。生三棱擅于行气消积。醋三棱入血分，擅于破血，软坚，止痛。

【贮藏】 贮干燥容器内，醋三棱密闭，置阴凉干燥处。防霉，防蛀。

莪 术

【处方用名】 莪术、醋莪术。

【来源】 本品为姜科植物蓬莪术、广西莪术或温郁金的干燥根茎。

【炮制方法】

1. 莪术 取原药材，除去杂质，大小分档，略泡，洗净，取出，置笼屉内蒸软后切薄片，干燥；或取出，闷润至内外软硬一致，切薄片，干燥，除净药屑。

2. 醋莪术 将净莪术置锅内，倒入兑适量清水的醋，文火煮至醋液被吸尽，切开内无白心时，取出，晾晒后，再闷润至内外软硬一致，切厚片，干燥，除净药屑。每净莪术 100kg，用醋 20kg。

【成品性状】 莪术呈类圆形或椭圆形薄片，片面呈灰褐色或蓝褐色，有棕褐色环纹及淡黄棕色维管束，边缘角质样，有光泽，气微香，味微苦而辛。醋莪术色泽较黯，微黄色，偶有焦斑，角质状，具蜡样光泽，质坚脆，略有醋气。

【炮制作用】 莪术味辛、苦，性温，归肝、脾经，能行气破血，消积止痛。生莪术擅于行气止痛，破血祛瘀。醋莪术入肝经血分，增强破血消积止痛作用。

【贮藏】 贮干燥容器内，醋莪术密闭，置阴凉干燥处。防蛀。

没 药

【处方用名】 没药、醋没药、炒没药。

【来源】 本品为橄榄科植物没药树及同属植物树干皮部渗出的干燥油胶树脂。

【炮制方法】

1. 没药 取原药材，除去杂质，砸成均匀小块。

2. 醋没药 取分档后的净没药块，置锅内，文火炒至表面呈现微熔状态时，及时均匀地喷洒米醋，再炒至表面显油亮光泽时，及时出锅，摊开晾凉。每净没药 100kg，用醋 5kg。

3. 炒没药 取分档后的净没药块，置锅内，文火炒至冒烟，表面呈油亮光泽时，及时出锅，摊开晾凉。

【成品性状】 没药呈颗粒状或不规则碎块状，红棕色或黄棕色，表面粗糙，质坚脆，气香而特异，味极苦。醋没药显油亮光泽，略有醋气。炒没药显油亮光泽，气微香。

【炮制作用】 没药味苦，性平，归心、肝、脾经，能活血止痛，消肿生肌。生没药对胃有刺激性，易致呕吐，外用消肿生肌。醋没药增强活血止痛、收敛生肌作用，并能缓和刺激性，利于粉碎。炒没药缓和刺激性，利于粉碎。

【贮藏】 贮干燥容器内，醋没药、炒没药密闭，置阴凉干燥处。

五 灵 脂

【处方用名】 五灵脂、醋五灵脂。

【来源】 本品为鼯鼠科动物复齿鼯鼠的干燥粪便。

【炮制方法】

1. 五灵脂 取原药材，除去杂质、灰屑及砂石。灵脂块要将大块者砸成小块。

2. 醋五灵脂 取净五灵脂小块（或米），置锅内，文火炒至腥气味溢出时，及时均匀喷洒米醋，炒至微干、显油亮光泽时，取出，放凉。每净五灵脂 100kg，用醋 10kg。

【成品性状】 五灵脂块为不规则块状，大小不一。表面黑棕色、红棕色或灰棕色，有油润光泽，质硬，断面黄棕色或棕褐色，气腥臭。灵脂米为长椭圆形颗粒，略有光泽，体轻，质松，易折断，断面黄绿色或黄褐色，纤维性，气微。醋五灵脂色泽加深，显油亮光泽，略有醋气。

【炮制作用】 五灵脂味咸、甘，性温，归肝经，能活血化瘀止痛。生五灵脂行血，散血，但具腥臭味，不利于内服。醋五灵脂增强散瘀止痛作用，并矫腥臭味，利于内服。

【贮藏】　贮干燥容器内，密闭，置阴凉干燥处。

甘 遂

【处方用名】　生甘遂、醋甘遂。

【来源】　本品为大戟科植物甘遂的干燥块根。

【炮制方法】

1. 生甘遂　取原药材，除去杂质，洗净，晒干，除净药屑。

2. 醋甘遂

（1）醋炒甘遂　取净甘遂，用醋拌匀，闷润至透，置锅内，文火炒至带火色时，取出，放凉，除净药屑。

（2）醋煮甘遂　将净甘遂置锅内，倒入兑入适量清水的醋，文火煮至醋液被吸尽，切开内无白心时，取出，干燥，除净药屑。

每净甘遂 100kg，用醋 30kg。

【成品性状】　甘遂呈椭圆形、长圆柱形或连珠形，表面类白色或黄白色，质脆，断面粉性，白色，气微，味微甘而辣。醋甘遂表面呈棕黄色，偶有焦斑，粉性不明显，有醋气。

【炮制作用】　甘遂味苦，性寒，有毒，归肺、肾、大肠经，能泻水逐饮。生甘遂有毒，泻水逐饮力峻。醋甘遂毒性降低，泻下作用较缓，多内服。

据研究，甘遂中所含毒性成分对皮肤、黏膜有刺激性。醋制后，刺激性大大降低。

【贮藏】　贮干燥容器内，醋甘遂密闭，置阴凉干燥处。防蛀。生甘遂应按毒性中药由专人管理。

红 大 戟

【处方用名】　红大戟、醋红大戟。

【来源】　本品为茜草科植物红大戟的干燥块根。

【炮制方法】

1. 红大戟　取原药材，除去杂质，洗净，润透，切厚片，干燥，除净药屑。

2. 醋红大戟

（1）醋炒红大戟　取净红大戟片，用醋拌匀，闷润至透，置锅内，文火炒至带火色时，取出，放凉，除净药屑。

（2）醋煮红大戟　将净红大戟置锅内，倒入兑适量清水的醋，义火煮至醋液被吸尽，切开内无白心时，取出，晾晒后，再闷润至内外软硬一致，切厚片，干燥，除净药屑。

每净红大戟 100kg，用醋 20kg。

【成品性状】　红大戟为不规则长圆形或圆形厚片，片面红褐色或棕黄色，中心棕黄色，外皮红色，质坚实，无臭，味甘微辛。醋红大戟色泽加深，微有醋气。

【炮制作用】　红大戟味苦，性寒，有小毒，归肺、脾、肾经，能泻水逐饮，攻毒消肿散结。生红大戟泻水逐饮、攻毒消肿散结力猛，多外用。醋红大戟毒性降低，缓和峻泻之力。多内服。

药理证明，与甘草配伍毒性显著增加。

【贮藏】　贮干燥容器内，醋红大戟密闭，置阴凉干燥处。

商　陆

【处方用名】　生商陆、醋商陆。

【来源】　本品为商陆科植物商陆或垂序商陆的干燥根。

【炮制方法】

1. 生商陆　取原药材，除去杂质，洗净，润透，切厚片或块，干燥，除净药屑。

2. 醋商陆

（1）醋炒商陆　取净商陆片，用醋拌匀，闷润至透，置锅内，文火炒至带火色时，取出，放凉，除净药屑。

（2）醋煮商陆　将净商陆置锅内，倒入兑适量清水的醋，文火煮至醋液被吸尽，切开内无白心时，取出，晾晒后，再闷润至内外软硬一致，切厚片，干燥，除净药屑。

每净商陆 100kg，用醋 30kg。

【成品性状】　商陆为不规则的厚片或块，片面浅黄棕色或黄白色，有凹凸不平的同心环，外表灰黄色或灰棕色，皱缩，质硬，气微，味稍甜，久嚼麻舌。醋商陆呈黄棕色，带焦斑，略有醋气。

【炮制作用】　商陆味苦，性寒，有毒，归肺、脾、肾、大肠经，能逐水消肿，通利二便，解毒散结。生商陆逐水消肿、通利二便、解毒散结力猛。多外用。醋商陆毒性降低，缓和峻泻之力。多内服。

有报道，醋制后商陆皂苷甲的含量低于生商陆，毒性亦小，且呈现较好的利尿作用。

【贮藏】　贮干燥容器内，醋商陆密闭，置阴凉干燥处。防蛀。

狼　毒

【处方用名】　生狼毒、醋狼毒。

【来源】　本品为瑞香科植物瑞香狼毒或大戟科植物狼毒大戟、月腺大戟的干燥根。

【炮制方法】

1. 生狼毒　取原药材，除去杂质，洗净，润透，切厚片，干燥，除净药屑。

2. 醋狼毒

（1）醋炒狼毒　取净狼毒片，用醋拌匀，闷润至透，置锅内，文火炒至带火色，取出，干燥，除净药屑。

（2）醋煮狼毒　将净狼毒置锅内，倒入兑适量清水的醋，文火煮至醋液被吸尽，切开内无白心时，取出，晾晒后，再闷润至内外软硬一致，切厚片，干燥，除净药屑。

每净狼毒片 100kg，用醋 30kg。

【成品性状】　狼毒呈不规则片状，片面黄白色，有菊花心，外表棕色或棕褐色，质坚韧，气微，味微辛，有刺激性辣味。醋狼毒表面黄色，带焦斑，略有醋气。

【炮制作用】　狼毒味辛，性平，有大毒，归肺、心、肾经，能逐水祛痰，破积杀虫。生狼毒毒性剧烈，多外用杀虫。醋狼毒毒性降低，可供内服。

【贮藏】 贮干燥容器内，醋狼毒密闭，置阴凉干燥处。防蛀。生狼毒应按毒性中药由专人管理。

郁 金

【处方用名】 郁金、醋郁金。

【来源】 本品为姜科植物温郁金、姜黄、广西莪术或蓬莪术的干燥块根。

【炮制方法】

1. 郁金 取原药材，除去杂质，洗净，润透，切薄片，干燥，除净药屑；或洗净，干燥，打碎。

2. 醋郁金 取净郁金，用醋拌匀，闷润至透，置锅内，文火炒至带火色时，取出，放凉，除净药屑。每净郁金 100kg，用醋 10kg。

【成品性状】 郁金为不规则薄片或颗粒，片面灰棕色，角质样，内皮层环明显，外表灰褐色或灰棕色，质坚实，气微香，味微苦。醋郁金呈暗黄色，微有醋气。

【炮制作用】 郁金味辛、苦，性寒，归肝、心、肺经，能行气化瘀，清心解郁，利胆退黄。生郁金行气化瘀，清心解郁，利胆退黄。醋郁金增强疏肝解郁、活血化瘀作用。

【贮藏】 贮干燥容器内，醋郁金密闭，置阴凉干燥处。防蛀。

鸡 内 金

【处方用名】 鸡内金、醋鸡内金、炒鸡内金。

【来源】 本品为雉科动物家鸡的干燥沙囊内壁。

【炮制方法】

1. 鸡内金 取原药材，除去杂质，洗净，干燥，搓碎，过筛，除净药屑。

2. 醋鸡内金 取净鸡内金碎块，置热锅内，文火炒至发泡、鼓起，略带焦黄斑时，喷醋，再炒干，取出，放凉。每净鸡内金 100kg，用醋 15kg。

3. 炒鸡内金

（1）炒鸡内金 取净鸡内金碎块，置锅内，文火炒至发泡、鼓起，呈黄色时，取出，放凉。

（2）沙炒鸡内金 取净河沙置锅内，中火加热至河沙显较轻松滑利状态时，投入净鸡内金，翻炒至发泡、鼓起，呈黄色时，取出，筛去河沙，放凉。

【成品性状】 鸡内金呈不规则的卷片状，表面黄色、黄绿色或黄褐色，薄而半透明，具明显的条状皱纹，质脆，易碎，断面角质样，有光泽，气微腥，味微苦。醋鸡内金鼓起，带黄色焦斑，略有醋气。炒鸡内金表面鼓起或微鼓起，带黄色焦斑，质松脆。

【炮制作用】 鸡内金味甘，性平。归脾、胃、小肠、膀胱经，能健胃消食，涩精止遗。生鸡内金擅于消积化石。醋鸡内金疏肝健脾，矫其腥气。炒鸡内金健胃消食，涩精止遗，并矫其腥气。

药理实验结果，鸡内金生品、清炒品、沙炒品、醋炒品分别以 15% 的混悬液给小鼠按 0.2ml/10g 剂量灌服，60 分钟后，各组游离酸、胃蛋白酶均显著提高。

【贮藏】 贮干燥容器内，密闭，置阴凉干燥处。防蛀。

第三节　盐炙法

盐炙法是药物与定量食盐溶液拌炒的一类操作。又称盐水炒。食盐有"入肾"，"引火归原"的作用，故一般补肾固精、治疝、利尿和泻相火的药物多盐炙。

【成品质量要求】　炒至表面呈黄色，或变色，或带火色，或微带焦斑。嗅到药物的固有气味（盐炙品含生片、糊片不得超过2%；含水分不得超过13%）。

【操作方法】　取净药材，用盐水拌匀，闷润，待吸收后，置用"手掌控制火候法"判定温度适宜的热锅内，文火炒至"黄"的程度时，出锅，放凉，除净药屑（盐制品含药屑、杂质不得超过1%）。盐炙车前子、知母时，一般应用"先炒药后喷洒辅料法"的操作方法。

【食盐用量】　除另有规定外，每净药材100kg，用食盐2kg。加适量水溶解后，滤过，备用。

【炮制作用】

1. 引药下行，增强药物疗效　如盐小茴香、盐知母、盐车前子等。

2. 增强滋阴降火作用　如盐知母、盐黄柏等。

3. 缓和药物辛燥之性　如盐益智仁、盐补骨脂等。

小　茴　香

【处方用名】　小茴香、盐小茴香。

【来源】　本品为伞形科植物茴香的干燥成熟果实。

【炮制方法】

1. 小茴香　取原药材，除去杂质及梗，筛去灰屑（杂质不得超过4%）。

2. 盐小茴香　取净小茴香，用盐水拌匀，润透，倒入用"手掌控制火候法"判定温度适宜的热锅内，文火炒至微干，呈深黄色，香气外逸时，取出，放凉，除净药屑。每净小茴香100kg，用食盐2kg，用适量水溶解后，滤过用。

【成品性状】　小茴香呈圆柱形，表面黄绿色或淡黄色，背面有5条隆起的纵棱，断面灰白色，有特异香气，味微甜、辛。盐小茴香微鼓起，呈黄褐色，香气浓，微有咸味。

【炮制作用】　小茴香味辛，性温，归肝、肾、脾、胃经，能散寒止痛，理气和胃。生小茴香擅于理气调中，开胃进食。盐小茴香专行下焦，擅于暖肾散寒，疗疝止痛。

【贮藏】　贮干燥容器内，盐小茴香密闭，置阴凉干燥处。

知　　母

【处方用名】　知母、盐知母。

【来源】　本品为百合科植物知母的干燥根茎。

【炮制方法】

1. 知母　取原药材，除去杂质，洗净，润透，切厚片，干燥，除净药屑。

2. 盐知母　取净知母片，置锅内，文火炒至呈微黄色时，均匀喷洒盐水，炒干，取出，放凉，除净药屑。每净知母100kg，用食盐2kg，用适量水溶解后，滤过用。

【成品性状】　知母为不规则的类圆形厚片或条状片，片面黄白色，质硬，气微，味微甜，略苦，嚼之带粘性。盐知母呈黄色，带黄色焦斑，味微咸。

【炮制作用】　知母味苦、甘，性寒，归肺、胃、肾经，能清热泻火，生津润燥。生知母泻肺、胃之火，并能润肠通便。盐知母入肾，益肾滋阴降火。

【贮藏】　贮干燥容器内，盐知母密闭，置阴凉干燥处。防潮。

车 前 子

【处方用名】　车前子、盐车前子。

【来源】　本品为车前科植物车前或平车前的干燥成熟种子。

【炮制方法】

1. 车前子　取原药材，除去杂质，筛去灰屑。

2. 盐车前子　取净车前子，置锅内，文火炒至鼓起，有爆裂声时，均匀喷洒盐水，炒至微干，取出，放凉，除净药屑。每净车前子100kg，用食盐2kg，适量水溶解后，滤过用。

【成品性状】　车前子为椭圆形、不规则长圆形或三角状长圆形而略扁的细小种子，呈黄棕色或黑褐色，遇水有粘滑感，质硬，气微，味淡。盐车前子呈黑褐色，味微咸。

【炮制作用】　车前子味甘，性微寒，归肝、肾、肺、小肠经，能清热利尿，渗湿通淋，明目，祛痰。生车前子利尿通淋，明目，祛痰。盐车前子入肾，增强补肝肾、明目之功。还能降低煎液粘度，易于煎出有效成分。

【贮藏】　贮干燥容器内，盐车前子密闭，置阴凉干燥处。防潮，防蛀。

杜 仲

【处方用名】　杜仲、盐杜仲。

【来源】　本品为杜仲科植物杜仲的干燥树皮。

【炮制方法】

1. 杜仲　取原药材，刮去残留粗皮，洗净，润透，切块或丝，干燥，除净药屑。

2. 盐杜仲　取净杜仲块或丝，大小分档，加定量盐水拌匀，润透，置锅内，中火炒至断丝，用"拉扯法"检视，符合用手掰断，拉扯时，断面的橡胶丝弹性较差的质量检视标准时，为克服橡胶丝的"返性"，须继续炒一段时间，再取出，放凉，除净药屑。每净杜仲100kg，用食盐2kg，用适量水溶解后，滤过用。

【成品性状】　杜仲呈小方块或丝状，外表淡棕色或灰褐色，粗糙，内表面暗紫色，光滑，质脆，易折断，断面有细密、银白色、富弹性的橡胶丝相连，气微，味稍苦。盐杜仲拉扯时，橡胶丝减少，弹性减弱，表面焦黑色，断面焦褐色，有存性，略有咸味。

【炮制作用】　杜仲味甘，性温，归肝、肾经，能补肝肾，强筋骨，安胎。生杜仲补肝肾，强筋骨，安胎。盐杜仲增强补肝肾、强筋骨、安胎作用，且利于有效成分的煎出。

研究结果，除去粗皮的杜仲，其总成分的煎出率比未去粗皮者高。盐杜仲在降压和对子宫的抑制作用方面比生品强。

【贮藏】　贮干燥容器内，盐杜仲密闭，置阴凉干燥处。

泽　泻

【处方用名】　泽泻、盐泽泻。

【来源】　本品为泽泻科植物泽泻的干燥块茎。

【炮制方法】

1. 泽泻　取原药材，除去杂质，大小分档，浸泡，润透，切厚片，干燥，除净药屑。

2. 盐泽泻　取净泽泻片，加盐水拌匀，闷透，置锅内，文火炒至黄色，微带焦斑时，取出，放凉，除净药屑。每净泽泻片100kg，用食盐2kg，适量水溶解后，滤过用。

【成品性状】　泽泻为圆形厚片，片面黄白色，粉性，有多数细孔，周边黄白色或淡黄棕色，有须根痕，质坚实，气微，味微苦。盐泽泻表面呈黄色，偶有焦斑，味微咸。

【炮制作用】　泽泻味甘，性寒，归肾、膀胱经，能利小便，清湿热。生泽泻利小便，清湿热。盐泽泻引药下行，增强泄热、利水作用。

【贮藏】　贮干燥容器内，盐泽泻密闭，置阴凉干燥处。防霉，防蛀。

黄　柏

【处方用名】　黄柏、盐黄柏、酒黄柏、黄柏炭。

【来源】　本品为芸香科植物黄皮树或黄檗的干燥树皮。

【炮制方法】

1. 黄柏　取原药材，除去杂质，刮去残留的粗皮，喷淋清水，润透，切成细丝，干燥，除净药屑。

2. 盐黄柏　取净黄柏丝，用盐水拌匀，润透，置锅内，文火炒至黄色，微带焦斑时，取出，放凉，除净药屑。每净黄柏丝100kg，用食盐2kg，用适量水溶解后，滤过用。

3. 酒黄柏　取净黄柏丝，加黄酒拌匀，润透，置锅内，文火炒至黄色，微带焦斑时，取出，放凉。每净黄柏丝100kg，用黄酒10kg。

4. 黄柏炭　取净黄柏丝，置锅内，武火炒至表面焦黑色，内部褐色，喷淋清水，灭净火星，取出，摊开散尽余热，干燥，除净药屑。

【成品性状】　黄柏呈微卷曲的丝状，外表面黄绿色、黄褐色或黄棕色，内表面暗黄色或黄棕色，切面深黄色或黄绿色，体轻，质硬，气微，味甚苦。盐黄柏呈深黄色，偶有焦斑，略有咸味。酒黄柏呈深黄色，偶有焦斑，略有酒气。黄柏炭表面焦黑色，内部焦褐色，质轻而脆，味微苦涩。

【炮制作用】　黄柏味苦，性寒，归肾、膀胱经，能清热燥湿，泻火除蒸，解毒疗疮。生黄柏清热燥湿，泻火解毒。盐黄柏擅于滋阴降火、退虚热。酒黄柏引药上行，擅于清上焦湿热。黄柏炭擅于清热止血。

研究表明，黄柏水浸切丝，可导致小檗碱含量降低约50%，故黄柏切制宜采用抢水洗润或产地趁鲜切制等方法，以减少小檗碱的流失。切制后以阴干或100℃烘干为宜，如曝晒会影响饮片色泽，使小檗碱含量降低约30%。

【贮藏】　贮干燥容器内，盐黄柏、酒黄柏密闭，置阴凉干燥处。黄柏炭应散尽余热，防复燃。

益 智

【处方用名】 益智仁、盐益智仁。

【来源】 本品为姜科植物益智的干燥成熟果实。

【炮制方法】

1. 益智仁 取原药材，除去杂质及外壳，取净仁。用时捣碎。

2. 盐益智仁 取净益智仁，用盐水拌匀，稍闷，置锅内，文火炒至带火色时，取出，放凉，除净药屑。用时捣碎。每净益智仁100kg，用食盐2kg，用适量水溶解后，滤过用。

【成品性状】 益智仁为集结成团的种子，呈扁圆形，表面灰褐色或灰黄色，质硬，破开后胚乳断面白色，有特异香气，味辛，微苦。盐益智仁呈褐色或棕褐色，略有咸味。

【炮制作用】 益智仁味辛，性温，归脾、肾经，能温脾止泻，摄唾涎，暖肾，固精缩尿。生益智仁温脾止泻，摄唾涎。盐益智仁入肾，暖肾，固精缩尿，并缓其辛燥。

【贮藏】 贮干燥容器内，盐益智仁密闭，置阴凉干燥处。

补 骨 脂

【处方用名】 补骨脂、盐补骨脂。

【来源】 本品为豆科植物补骨脂的干燥成熟果实。

【炮制方法】

1. 补骨脂 取原药材，除去杂质，洗净，干燥。

2. 盐补骨脂 取净补骨脂，用盐水拌匀，闷润，置锅内，文火炒至微鼓起，有香气逸出时，取出，放凉，除净药屑。每净补骨脂100kg，用食盐2kg，适量水溶解后，滤过用。

【成品性状】 补骨脂呈肾形略扁，表面黑色、黑褐色或灰褐色，有微细的网纹，质硬，破开后种仁黄白色，有油性，气香，味辛微苦。盐补骨脂微鼓起，色泽加深，气微香，味微咸。

【炮制作用】 补骨脂味辛、苦，性温，归肾、脾经，能温肾助阳，纳气，止泻。生补骨脂温肾助阳，温脾止泻。盐补骨脂入肾，补肾纳气，并缓其温燥。

【贮藏】 贮干燥容器内，盐补骨脂密闭，置阴凉干燥处。防潮。

沙 苑 子

【处方用名】 沙苑子、盐沙苑子。

【来源】 本品为豆科植物扁茎黄芪的干燥成熟的种子。

【炮制方法】

1. 沙苑子 取原药材，除去杂质，筛去灰屑，洗净，干燥。

2. 盐沙苑子 取净沙苑子，用盐水拌匀，闷润，置锅内，文火炒至鼓起，有香气逸出时，取出，放凉，除净药屑。每净沙苑子100kg，用食盐2kg，适量水溶解后，滤过用。

【成品性状】 沙苑子略呈肾形而稍扁，表面褐绿色或灰褐色，光滑，脐部微向内凹陷，质坚硬，破开后种仁淡黄色，无臭，味淡，嚼之有豆腥味。盐沙苑子表面鼓起，色泽加深，微有咸味。

【炮制作用】　沙苑子味甘，性温，归肝、肾经，能温补肝肾，固精，缩尿，明目。生沙苑子擅于益肝明目。盐沙苑子入肾，擅于补肾固精，缩尿。

【贮藏】　贮干燥容器内，盐沙苑子密闭，置阴凉干燥处。

胡芦巴

【处方用名】　胡芦巴、盐胡芦巴、炒胡芦巴。

【来源】　本品为豆科植物胡芦巴的干燥成熟种子。

【炮制方法】

1. 胡芦巴　取原药材，除去杂质，洗净，干燥。

2. 盐胡芦巴　取净胡芦巴，用盐水拌匀，闷透，置锅内，文火炒至鼓起，有香气时，取出，放凉，除净药屑。用时捣碎。每净胡芦巴 100kg，用食盐 2kg，适量水溶解后滤过用。

3. 炒胡芦巴　取净胡芦巴，置锅内，文火炒至鼓起，有香气时，取出，放凉，除净药屑。

【成品性状】　胡芦巴略呈斜方形或矩形，表面黄绿色或黄棕色，两侧各具深斜沟一条，相交处有点状种脐，质坚硬，气香，味微苦。盐胡芦巴微鼓起，色泽加深，有香气，味微咸。炒胡芦巴微鼓起，有裂纹，表面黄棕色，气香。

【炮制作用】　胡芦巴味苦，性温，归肾经，能温肾，祛寒，止痛。生胡芦巴温肾，祛寒，止痛。盐胡芦巴入肾，温肾治疝。炒胡芦巴温肾，祛寒。

【贮藏】　贮干燥容器内，盐胡芦巴密闭，置阴凉干燥处。

砂仁

【处方用名】　砂仁、盐砂仁。

【来源】　本品为姜科植物阳春砂、绿壳砂或海南砂的干燥成熟果实。

【炮制方法】

1. 砂仁　取原药材，除去杂质，去外壳，取净仁，用时捣碎。

2. 盐砂仁　取净砂仁，用盐水拌匀，闷透，置锅内，文火炒至带火色时，取出，放凉，除净药屑。每净砂仁 100kg，用食盐 2kg，适量水溶解后，滤过用。

【成品性状】　阳春砂和绿壳砂呈椭圆形或卵圆形，有不明显的三棱，表面棕褐色，密生刺状突起，种子为不规则的多面体，表面棕红色或暗褐色，质硬，气芳香浓烈，味辛凉微苦。海南砂为长椭圆形或卵圆形，有明显三棱，表面被片状、分枝的软刺，气味稍淡。盐砂仁色泽加深，辛香气略减，味微咸。

【炮制作用】　砂仁味辛，性温，归脾、胃、肾经，能化湿开胃，温脾止泻，理气安胎。生砂仁擅于化湿开胃，温脾止泻。盐砂仁入肾，温肾散寒，理气安胎，并缓其温燥。

【贮藏】　贮干燥容器内，密闭，置阴凉干燥处。

橘核

【处方用名】　橘核、盐橘核。

【来源】　本品为芸香科植物橘及其栽培变种的干燥成熟种子。

【炮制方法】

1. 橘核 取原药材，除去杂质，洗净，干燥，用时捣碎。

2. 盐橘核 取净橘核，用盐水拌匀，闷透，置锅内，文火炒至黄色，带焦黄斑时，取出，放凉，除净药屑，用时捣碎。每净橘核100kg，用食盐2kg，适量水溶解后，滤过用。

【成品性状】 橘核略呈卵形，表面淡黄白色或淡灰白色，光滑，一侧有棱线，一端钝圆，另端渐尖成小柄状，气微，味苦。盐橘核形体饱满，表面黄色，带焦黄斑，有香气，味咸。

【炮制作用】 橘核味苦，性平，归肝、肾经，能理气，散结，止痛。生橘核擅于理气止痛。盐橘核入肾，治疝气疼痛、睾丸肿痛。

【贮藏】 贮干燥容器内，盐橘核密闭，置阴凉干燥处。防蛀。

荔 枝 核

【处方用名】 荔枝核、盐荔枝核。

【来源】 本品为无患子科植物荔枝的干燥成熟种子。

【炮制方法】

1. 荔枝核 取原药材，除去杂质，洗净，干燥。用时捣碎。

2. 盐荔枝核 取净荔枝核，捣碎，用盐水拌匀，闷透，置锅内，文火炒至带火色时，取出，放凉，除净药屑。每净荔枝核100kg，用食盐2kg，适量水溶解后滤过用。

【成品性状】 荔枝核呈长圆形或卵圆形，表面棕红色或紫棕色，平滑，有光泽，质硬，气微，味微甘苦涩。盐荔枝核呈碎块状，色泽略深，无光泽，质硬，味微咸而涩。

【炮制作用】 荔枝核味甘、微苦，性温，归肝、肾经，能行气散结，祛寒止痛。生荔枝核治肝气郁滞的胃脘疼痛。盐荔枝核入肾，治疝气疼痛。

【贮藏】 贮干燥容器内，盐荔枝核密闭，置阴凉干燥处。防蛀。

第四节 姜炙法

姜炙法是药物与定量姜汁拌炒的一类操作。又称姜汁炒。生姜有"入脾"，"温散"的作用。故一般降逆止呕、化湿祛痰及寒凉性药物多姜炙。

【成品质量要求】 炒至表面带火色，或微带焦斑，嗅到药物固有气味（姜炙品含生片、糊片不得超过2%；含药屑、杂质不得超过1%。姜煮制品未煮透者不得超过2%；含水分不得超过13%）。

【生姜用量】 除另有规定外，每净药材100kg，用生姜10kg，或干姜3kg（按照常用辅料中的方法制备姜汁）。

【炮制作用】

1. 减轻药物的不良反应 如姜厚朴、姜草果仁等。

2. 抑制药物寒性，增强和胃止呕作用 如姜竹茹、姜黄连等。

厚　朴

【处方用名】　厚朴、姜厚朴。

【来源】　本品为木兰科植物厚朴或凹叶厚朴的干燥干皮、根皮及枝皮。

【炮制方法】

1. 厚朴　取原药材，刮去粗皮，洗净，润透，切细丝，干燥，除净药屑。

2. 姜厚朴

（1）姜炒厚朴　取净厚朴丝，用姜汁拌匀，闷润，置锅内，文火炒至带火色时，取出，放凉，除净药屑。

（2）姜煮厚朴　将厚朴段置锅内，放入定量的生姜片，加适量清水，文火煮至锅内汁液剩余很少时，用弯曲法检视厚朴段，能弯曲但又显得柔韧时，取出，趁热切成细丝，干燥后，将剩余汁液拌入，再干燥，除净药屑。

每净厚朴丝或段100kg，用生姜10kg或干姜3kg。

【成品性状】　厚朴呈丝状，外表面黄棕色，内表面紫棕色或深紫褐色，较平滑，切面颗粒性，有油性，气香，味辛辣微苦。姜厚朴色泽加深，具姜辣气味。

【炮制作用】　厚朴味苦、辛，性温，归脾、胃、肺、大肠经，能燥湿消痰，下气除满。生厚朴刺激咽喉，不宜生用，姜厚朴消除刺激性，燥湿消痰，下气除满。

研究表明，厚朴的粗皮（栓皮）基本不含有厚朴的有效成分厚朴酚及和厚朴酚，故应除去。

【贮藏】　贮干燥容器内，姜厚朴密闭，置阴凉干燥处。

草　果

【处方用名】　草果仁、姜草果仁。

【来源】　本品为姜科植物草果的干燥成熟果实。

【炮制方法】

1. 草果仁　取原药材，除去杂质，置锅内，中火炒至果皮鼓起、呈焦黄色时，取出，凉后，搓破果皮，簸去果皮、隔膜及碎屑，取净仁。用时捣碎。

2. 姜草果仁　取净草果仁，用姜汁拌匀，闷润至透，置锅内，文火炒至形体饱满，色泽加深，带焦斑时，取出，放凉，簸净药屑。用时捣碎。每净草果100kg，用生姜10kg。

【成品性状】　草果仁呈圆锥状多面体，表面红棕色，附有灰白色膜质假种皮，质硬，有特异香气，味辛微苦。姜草果仁形体饱满，色泽加深，气香，味辛辣。

【炮制作用】　草果味辛，性温，归脾、胃经，能燥湿温中，除痰截疟。生草果辛香燥烈，燥湿温中。姜草果缓其燥烈之性，除痰截疟，温胃止呕。

【贮藏】　贮干燥容器内，密闭，置阴凉干燥处。

竹　茹

【处方用名】　竹茹、姜竹茹。

【来源】　本品为禾本科植物青秆竹、大头典竹或淡竹的茎秆的干燥中间层。

【炮制方法】

1. 竹茹　取原药材，除去杂质，揉成小团或切段，除净药屑。

2. 姜竹茹　取净竹茹团或段，加姜汁拌匀，稍闷，压平，置锅内，文火加热，如烙饼样两面烙至黄色，有焦斑时，取出，放晾，除净药屑。每净竹茹 100kg，用生姜 10kg。

【成品性状】　竹茹呈弯曲丝条状小团或呈长条形薄片状或小段，浅绿色或黄绿色。体轻松，质柔韧，有弹性，气微，味淡。姜竹茹色泽加深，有焦斑，微有姜的气味。

【炮制作用】　竹茹味甘，性微寒，归肺、胃经，能清热化痰，除烦止呕。生竹茹擅于清热化痰、除烦。姜竹茹缓其寒性，免伤脾胃，增强降逆止呕作用。

【贮藏】　贮干燥容器内，姜竹茹密闭，置阴凉干燥处。防霉，防蛀。

第五节　蜜炙法

蜜炙法是药物与定量炼蜜拌炒的一类操作。蜂蜜有"入肺"、"甘缓"、"增益元阳"的作用，故一般止咳平喘及补脾益气的药物多蜜炙。

【成品质量要求】　炒至符合水分去尽，松散，不粘手的"手握法"质量检视标准。其操作技巧是：待锅内的药物炒至显黄色时，用手握一把，觉得潮气熏手；撒手后，能松散掉下；检视手掌面，基本不粘有饮片及蜜液。此时的炮制品呈黄色，或深黄色，并显油亮光泽（蜜炙品含生片、糊片不得超过 2%；含水分不得超过 15%）。

【操作方法】　取炼蜜，加适量开水稀释，淋入净药材内拌匀，稍闷，置用"手掌控制火候法"判定温度适宜的热锅内，文火炒至符合"手握法"质量检视标准时，再出锅，放凉，干燥后，及时收藏。蜜炙百合、槐角时，要应用"先炒药后喷洒辅料法"的操作方法。

【炼蜜用量】　除另有规定外，每净药材 100kg，用炼蜜 25kg（按照常用辅料中的方法制备炼蜜）。

【炮制作用】

1. 增强润肺止咳作用　如蜜百合、蜜紫菀、蜜百部、蜜枇杷叶等。

2. 增强补脾益气作用　如蜜黄芪、蜜甘草等。

3. 缓和药物的药性，减少不良反应　如蜜麻黄、蜜马兜铃、蜜款冬花等。

黄　芪

【处方用名】　黄芪、蜜黄芪。

【来源】　本品为豆科植物蒙古黄芪或膜荚黄芪的干燥根。

【炮制方法】

1. 黄芪　取原药材，除去杂质，洗净润透，切厚片，干燥，除净药屑。

2. 蜜黄芪　取炼蜜，加适量开水稀释，淋入净黄芪片内拌匀，稍闷，置锅内，文火炒至深黄色，符合"手握法"检视质量标准时，再出锅，放凉，干燥后，及时收藏。每净黄芪 100kg，用炼蜜 25kg。

【成品性状】　黄芪呈类圆形或椭圆形厚片，片面皮部黄白色，木部淡黄色，有放射状纹理及裂隙，外表皮淡棕黄色或淡棕褐色，有纵皱，质硬而韧，气微，味微甜，有豆腥味。蜜黄芪表面深黄色，有光泽，有蜜香气，略带粘性，味甜，嚼之微有豆腥味。

【炮制作用】 黄芪味甘，性温，归肺、脾经，能补气固表，利尿托毒，排脓，敛疮生肌。生黄芪擅于固表止汗，托毒生肌，利水退肿。蜜黄芪质偏润，补气生血。

【贮藏】 贮干燥容器内，蜜黄芪密闭，置阴凉干燥处。

麻　黄

【处方用名】 麻黄、蜜麻黄、麻黄绒、蜜麻黄绒。

【来源】 本品为麻黄科植物草麻黄、中麻黄或木贼麻黄的干燥草质茎。

【炮制方法】

1. 麻黄　取原药材，除去木质茎、残根及杂质，洗净，稍润，切段，干燥，除净药屑。

2. 蜜麻黄　取炼蜜，加适量开水稀释，淋入净麻黄段内拌匀，稍闷，置锅内，文火炒至深黄色，符合"手握法"检视质量标准时，取出，放凉，干燥后及时收藏。每净麻黄100kg，用炼蜜20kg。

3. 麻黄绒　取净麻黄段，碾至纤维疏松呈绒状时，筛去药屑杂质，即得麻黄绒。

4. 蜜麻黄绒　取炼蜜，加适量开水稀释，淋入净麻黄绒内拌匀，稍闷，置锅内，文火炒至深黄色，符合"手握法"检视标准时，取出，放凉，及时收藏。每净麻黄绒100kg，用炼蜜25kg。

【成品性状】 麻黄呈细圆形小段，表面淡绿色或黄绿色，粗糙，有细纵棱线，质脆，断面中心呈红棕色，气微香，味涩微苦。蜜麻黄表面深黄色，微有光泽，有蜜香气，略有粘性，味甜。麻黄绒呈松散之绒状，黄绿色，体轻。蜜麻黄绒呈粘结的绒团状，深黄色，味微甜。

【炮制作用】 麻黄味辛、微苦，性温，归肺、膀胱经，能发汗散寒，宣肺平喘，利水消肿。生麻黄发散力强。蜜麻黄缓其辛散之性，发散力较弱，擅于润肺止咳。麻黄绒作用和缓，宣肺平喘，适用于老幼体虚患者的风寒感冒或喘咳。蜜麻黄绒发散作用极其缓和，适用于表证已解，而喘咳未愈的老幼体虚的患者。

实验表明，麻黄蜜炙后，具有发汗作用的挥发油减少1/2，具止咳平喘作用的麻黄碱减少甚微，故蜜麻黄发汗作用缓和，止咳平喘作用较强。

【贮藏】 贮干燥容器内，蜜麻黄、蜜麻黄绒密闭，置阴凉干燥处。

百　合

【处方用名】 百合、蜜百合。

【来源】 本品为百合科植物卷丹、百合或细叶百合的干燥肉质鳞叶。

【炮制方法】

1. 百合　取原药材，除杂质，筛净灰屑。

2. 蜜百合　取净百合置锅内，文火炒至微黄色，透出百合香气时，均匀淋入老蜜，迅速翻搅，使蜜液尽快均匀粘附于百合表面，炒至呈深黄色、油亮，不粘手时，取出，放凉，干燥后及时收藏。每净百合100kg，用炼蜜5kg。

【成品性状】 百合呈长椭圆形片状，表面类白色、淡棕黄色或微带紫色，角质样，半透明, 质硬而脆, 无臭, 味微苦。蜜百合表面深黄色, 偶见焦斑, 有油样光泽, 略带粘性, 味甜。

【炮制作用】 百合味甘, 性寒, 归心、肺经, 能养阴润肺, 清心安神。生百合擅于清心安神。蜜百合擅于润肺止咳。

【贮藏】 贮干燥容器内, 蜜百合密闭, 置阴凉干燥处。

甘 草

【处方用名】 甘草、蜜甘草。

【来源】 本品为豆科植物甘草、胀果甘草或光果甘草的干燥根及根茎。

【炮制方法】

1. 甘草 原药材, 除去杂质, 洗净, 润透, 切厚片, 干燥, 除净药屑。

2. 蜜甘草 取炼蜜, 加适量开水稀释, 淋入净甘草片内拌匀, 稍闷, 置锅内, 文火炒至深黄色, 符合"手握法"检视质量标准时, 取出, 放凉, 干燥后及时收藏。每净甘草 100kg, 用炼蜜 25kg。

【成品性状】 甘草为类圆形或椭圆形的厚片, 片面黄白色, 略显纤维性, 中间有一明显的环纹及放射状纹理, 周边外皮松紧不一, 粗糙, 红棕色或灰棕色, 质坚实, 气微, 味甜而特殊。蜜甘草表面呈深黄色, 微有光泽, 略带粘性, 味甜。

【炮制作用】 甘草味甘, 性平, 归心、肺、脾、胃经, 生甘草补脾益气, 清热解毒, 祛痰止咳, 缓急止痛, 调和诸药。蜜甘草补脾和胃, 益气复脉。

【贮藏】 贮干燥容器内, 蜜甘草密闭, 置阴凉干燥处。防霉, 防蛀。

紫 菀

【处方用名】 紫菀、蜜紫菀。

【来源】 本品为菊科植物紫菀的干燥根及根茎。

【炮制方法】

1. 紫菀 取原药材, 除去残茎及杂质, 洗净, 稍润, 切厚片, 干燥, 除净药屑。

2. 蜜紫菀 取炼蜜, 加适量开水稀释, 淋入净紫菀片内拌匀, 稍闷, 置锅内, 文火炒至棕褐色, 符合"手握法"检视质量标准时, 取出, 放凉, 干燥后及时收藏。每净紫菀 100kg, 用炼蜜 25kg。

【成品性状】 紫菀为不规则的厚片, 片面灰白色, 中心部有黄白色的筋脉, 周边紫红色或灰白色, 质较柔韧, 气微香, 味甜微苦。蜜紫菀表面呈棕褐色或紫黑色, 略有粘性, 味甜。

【炮制作用】 紫菀味辛、苦, 性温, 归肺经, 能润肺下气, 消痰止咳。生紫菀下气消痰之力较强。蜜紫菀润肺止咳。

【贮藏】 贮干燥容器内, 蜜紫菀密闭, 置阴凉干燥处。防潮。

马 兜 铃

【处方用名】 马兜铃、蜜马兜铃。

【来源】 本品为马兜铃科植物北马兜铃或马兜铃的干燥成熟果实。

【炮制方法】

1. 马兜铃　取原药材，除去杂质，搓碎，筛去灰屑。

2. 蜜马兜铃　取炼蜜，加适量开水稀释，淋入净马兜铃碎片内拌匀，稍闷，置锅内，文火炒至深黄色，符合"手握法"检视质量标准时，取出，放凉，干燥后及时收藏。每净马兜铃 100kg，用炼蜜 25kg。

【成品性状】　马兜铃为不规则的小碎片，果皮黄绿色、灰绿色或棕褐色，种子扁平而薄，钝三角形或扇形，淡棕色，种仁乳白色，有油性，气特异，味微苦。蜜马兜铃表面深黄色，略有光泽，味微甜。

【炮制作用】　马兜铃味苦，性微寒，归肺、大肠经，能清肺降气，止咳平喘，清肠消痔。生马兜铃清肺降气，止咳平喘，清肠消痔，但内服过量易致呕吐。蜜马兜铃缓其苦寒之性，擅于润肺止咳。

【贮藏】　贮干燥容器内，蜜马兜铃密闭，置阴凉干燥处。

百　　部

【处方用名】　百部、蜜百部。

【来源】　本品为百部科植物直立百部、蔓生百部或对叶百部的干燥块根。

【炮制方法】

1. 百部　取原药材，除去杂质，洗净，润透，切厚片，干燥，除净药屑。

2. 蜜百部　取炼蜜，加适量开水稀释，淋入净百部片内拌匀，稍闷，置锅内，文火炒至表面棕黄色，符合"手握法"检视质量标准时，取出，放凉，干燥后及时收藏。每净百部 100kg，用炼蜜 12.5kg。

【成品性状】　百部为不规则的类圆形厚片，片面黄棕色或黄白色，平坦，角质样，周边黄白色或淡棕黄色，质韧软，气微，味甘微苦。蜜百部表面棕黄色或褐棕色，带粘性，味甜。

【炮制作用】　百部味甘、苦，性微温，归肺经，能润肺下气止咳，杀虫。生百部下气止咳，杀虫灭虱。蜜百部润肺止咳。

【贮藏】　贮干燥容器内，蜜百部密闭，置阴凉干燥处。

白　　前

【处方用名】　白前、蜜白前。

【来源】　本品为萝藦科植物柳叶白前或芫花叶白前的干燥根茎及根。

【炮制方法】

1. 白前　取原药材，除去杂质，洗净，润透，切段，干燥，除净药屑。

2. 蜜白前　取炼蜜，加适量开水稀释，淋入净白前段内拌匀，稍闷，置锅内，文火炒至深黄色，符合"手握法"检视质量标准时，取出，放凉，干燥后及时收藏。每净白前 100kg，用炼蜜 25kg。

【成品性状】　白前为细圆柱形小段，表面黄白色或黄棕色，断面灰黄色或灰白色，中空，质脆，气微，味微甘。蜜白前表面深黄色，略带粘性，味甜。

【炮制作用】　白前味辛、苦，性微温，归肺经，能降气，消痰，止咳。生白前擅于宣肺解表，化痰止咳。蜜白前缓和对胃的刺激性，增强润肺止咳作用。

【贮藏】　贮干燥容器内，置通风干燥处。

枇 杷 叶

【处方用名】 枇杷叶、蜜枇杷叶。

【来源】 本品为蔷薇科植物枇杷的干燥叶。

【炮制方法】

1. 枇杷叶 取原药材,除去绒毛,用水喷润,切宽丝,干燥,除净药屑。

2. 蜜枇杷叶 取炼蜜,加适量开水稀释,淋入净枇杷叶丝内拌匀,稍闷,置锅内,文火炒至微黄色,符合"手握法"检视质量标准时,取出,放凉,干燥后及时收藏。每净枇杷叶100kg,用炼蜜20kg。

【成品性状】 枇杷叶呈丝条状,灰绿色、黄棕色或红棕色,革质而脆,无臭,味微苦。蜜枇杷叶呈老黄色,微有光泽,略带粘性,味甜。

【炮制作用】 枇杷叶味苦,性微寒,归肺、胃经,能清肺止咳,降逆止呕。生枇杷叶清肺止咳,降逆止呕。蜜枇杷叶擅于润肺止咳。

研究表明,枇杷叶的绒毛与叶所含成分基本相同,绒毛中不含有致咳或产生其他副作用的成分,但叶中皂苷含量明显地高于绒毛。绒毛引起的咳嗽,可能是吸入后的刺激所致。

【贮藏】 贮干燥容器内,蜜枇杷叶密闭,置阴凉干燥处。

款 冬 花

【处方用名】 款冬花、蜜款冬花。

【来源】 本品为菊科植物款冬的干燥花蕾。

【炮制方法】

1. 款冬花 取原药材,除去杂质及残梗,筛去灰屑。

2. 蜜款冬花 取炼蜜,加适量开水稀释,淋入净款冬花内拌匀,稍闷,置锅内,文火炒至微黄色,符合"手握法"检视质量标准时,取出,放凉,干燥后及时收藏。每净款冬花100kg,用炼蜜25kg。

【成品性状】 款冬花为长圆棒状花蕾,外面被有多数鱼鳞状苞片,苞片外表面紫红色或淡红色,内表面密被白色絮状茸毛,体轻,气香,味微苦而辛。蜜款冬花表面棕黄色,有焦斑,具光泽,略带粘性,味甜。

【炮制作用】 款冬花味辛,微苦,性温,归肺经,能润肺下气,止咳化痰。生款冬花偏于化痰止咳。蜜款冬花缓其辛散之性,擅于润肺止咳。

【贮藏】 贮干燥容器内,蜜款冬花密闭,置阴凉干燥处。防潮,防蛀。

旋 覆 花

【处方用名】 旋覆花、蜜旋覆花。

【来源】 本品为菊科植物旋覆花或欧亚旋覆花的干燥头状花序。

【炮制方法】

1. 旋覆花 取原药材,除去梗、叶及杂质,筛去灰屑。

2. 蜜旋覆花 取炼蜜,加适量开水稀释,淋入净旋覆花内拌匀,稍闷,置锅内,文火炒至深黄色，符合"手握法"检视质量标准时，取出，放凉，干燥后及时收藏。每净旋覆花100kg，用炼蜜25kg。

【成品性状】 旋覆花呈扁球形或类球形，黄色或黄棕色，花蒂浅绿色，少有破碎，体轻，气微，味微苦。蜜旋覆花呈深黄色，多破碎，具蜜香气，味甜。

【炮制作用】 旋覆花味苦、辛、咸，性微温，归肺、脾、胃、大肠经，能降气，消痰，行水，止呕。生旋覆花降气，消痰，行水，止呕。蜜旋覆花增强润肺止咳作用。

【贮藏】 贮干燥容器内，蜜旋覆花密闭，置阴凉干燥处。防潮。

桑 白 皮

【处方用名】 桑白皮、蜜桑白皮。

【来源】 本品为桑科植物桑的干燥根皮。

【炮制方法】

1. 桑白皮 取原药材，除去杂质，刮净粗皮，洗净，稍润，切细丝，干燥，除净药屑。

2. 蜜桑白皮 取炼蜜，加适量开水稀释，淋入净桑白皮丝内拌匀，稍闷，置锅内，文火炒至深黄色，符合"手握法"检视质量标准时，取出，放凉，干燥后及时收藏。每净桑白皮100kg，用炼蜜25kg。

【成品性状】 桑白皮呈丝状，外表面白色或淡黄白色，较平坦，内表面黄白色或灰黄色，质韧，纤维性强，气微，味微甜。蜜桑白皮呈深黄色，质滋润，略有光泽，有蜜香气，味甜。

【炮制作用】 桑白皮味甘，性寒，归肺经，能泻肺平喘，利水消肿。生桑白皮泻肺行水。蜜桑白皮缓其寒泻之性，擅于润肺止咳。

【贮藏】 贮干燥容器内，蜜桑白皮密闭，置阴凉干燥处。

前 胡

【处方用名】 前胡、蜜前胡。

【来源】 本品为伞形科植物白花前胡或紫花前胡的干燥根。

【炮制方法】

1. 前胡 取原药材，除去杂质及残茎，洗净，润透，切薄片，干燥，除净药屑。

2. 蜜前胡 取炼蜜，加适量开水稀释，淋入净前胡片内拌匀，稍闷，置锅内，文火炒至深黄色，符合"手握法"检视质量标准时，取出，放凉，干燥后及时收藏。每净前胡片100kg，用炼蜜25kg。

【成品性状】 前胡为不规则类圆形薄片，片面淡黄白色，形成层呈棕色环纹及放射状纹理，周边黑褐色或灰黄色，质硬，气芳香，味微苦辛。蜜前胡呈深黄色，略有光泽，味微甜。

【炮制作用】 前胡味苦、辛，性微寒，归肺经，能散风清热，降气化痰。生前胡疏散风热，降气化痰。蜜前胡擅于润肺化痰止咳。

【贮藏】 贮干燥容器内，蜜前胡密闭，置阴凉干燥处。防霉，防蛀。

槐 角

【处方用名】 槐角、蜜槐角。

【来源】 本品为豆科植物槐的干燥成熟果实。

【炮制方法】

1. 槐角 取原药材，除去杂质，筛净灰屑。

2. 蜜槐角 取净槐角置锅内，文火炒至颜色加深、微鼓起时，均匀淋入老蜜，迅速翻搅，炒至外表光亮，不粘手时，取出，放晾，干燥后及时收藏。每净槐角100kg，用炼蜜5kg。

【成品性状】 槐角呈连珠状豆荚形，表面黄绿色或黄褐色，皱缩而粗糙，质柔润，断面黄绿色，种子肾形，棕黑色，种仁黄绿色，气微，味苦，嚼之有豆腥气。蜜槐角全体鼓起，呈褐色，有光泽，略带粘性，味甜。

【炮制作用】 槐角味苦，性寒，归肝、大肠经，能清热泻火，凉血止血。生槐角清热泻火，凉血止血。蜜槐角擅于滋润肠燥。

【贮藏】 贮干燥容器内，蜜槐角密闭，置阴凉干燥处。防蛀。

第六节 油炙法

油炙法是药物与油脂共同加热的一类操作。油炙的药物有淫羊藿、三七等（油炙品含生片、糊片不得超过2%）。

淫 羊 藿

【处方用名】 淫羊藿、炙淫羊藿。

【来源】 本品为小檗科植物淫羊藿、箭叶淫羊藿、柔毛淫羊藿、巫山淫羊藿或朝鲜淫羊藿的干燥地上部分。

【炮制方法】

1. 淫羊藿 取原药材，除去枝梗及杂质，摘取叶片，喷淋清水，稍润，切丝，干燥，除净药屑。

2. 炙淫羊藿 取羊脂置锅内加热熔化，加入淫羊藿丝，文火炒至表面微黄色，显油亮光泽时，取出，放凉。每净淫羊藿100kg，用羊脂油（炼油）20kg。

【成品性状】 淫羊藿呈丝片状，表面黄绿色，光滑，可见网纹状叶脉，背面灰绿色，中脉及细脉凸出，边缘有细刺状锯齿，无臭，味微苦。炙淫羊藿表面微黄色，光亮，微有羊脂油气。

【炮制作用】 淫羊藿味辛、甘，性温，归肝、肾经，能补肾阳，强筋骨，祛风湿。生淫羊藿补肾阳，祛风湿，强筋骨。炙淫羊藿擅于温肾助阳。

【贮藏】 贮干燥容器内，炙淫羊藿密闭，置阴凉干燥处。

三 七

【处方用名】 三七、三七粉、熟三七。

【来源】 本品为五加科植物三七的干燥根。

【炮制方法】

1. 三七　取原药材，除去杂质，分档，洗净，淋水，闷润至内外软硬一致，切极薄片，干燥。

2. 三七粉　取原药材，除去杂质，洗净，干燥，碾成细粉。

3. 熟三七　取原药材，除去杂质，洗净，干燥后打碎，大小分档，放入食油中炸至表面棕黄色，取出，沥尽油，碾成细粉。

【成品性状】　三七呈类圆锥形或圆柱形，表面灰褐色或灰黄色，有瘤状突起，质坚实，断面灰绿色、黄绿色或灰白色，中间有菊花心或裂纹，气微，味苦回甜。三七粉为灰白色或灰黄色粉末，熟三七为浅黄色粉末，略有油气，味微苦。

【炮制作用】　三七味甘、微苦，性温，归肝、胃经，能散瘀止血，消肿定痛。生三七和三七粉散瘀止血，消肿定痛。熟三七散瘀止血作用减弱，擅于滋补。

【贮藏】　贮干燥容器内，置通风干燥处。防霉蛀。

复习思考题

1. 试述酒白芍、酒大黄、醋香附、醋乳香、醋芫花、盐小茴香、盐知母、盐车前子、盐杜仲、姜厚朴、姜草果仁、蜜黄芪、蜜麻黄、蜜百合、炙淫羊藿等15种炮制品的操作方法、质量要求、操作注意及主要炮制作用。

2. 简述酒炙法、醋炙法、盐炙法、姜炙法和蜜炙法的成品质量要求、操作方法、辅料用量及炮制作用。

3. 试述应用"先炒药后喷洒辅料法"炒炙的药物，并说明其原因。

4. 举例说明应用"拉扯法"和"手握法"检视炮制品质量的手法与技巧。

5. 简述大黄、常山、香附、甘遂、商陆、杜仲、黄柏、厚朴、蜜麻黄和枇杷叶的现代炮制研究。

第五章 煅　　法

　　煅法是药物用炉火煅烧或扣锅密闭煅烧的一类操作。将煅至红透的药物迅即投入定量液体辅料（醋、黄酒、清水）中，骤然降温，称为"淬"。

　　煅法包括明煅、煅淬、焖煅。

　　【成品质量要求】　矿物类药物如龙骨、磁石、自然铜、阳起石、炉甘石等，要求"诸石火煅红"，"煅则通红"，"不计遍数，手捻碎为度"，但要"煅存性"，故一般要煅烧至通体红透，质地酥脆的程度。有的还须经多次煅烧和淬制（见煅淬法），才能达到质地酥脆的程度。对于含有结晶水的盐类药物，则需放在锅内将所含的结晶水蒸发尽（如硼砂），或使全部形成蜂窝状的块状固体（如白矾）。动物的贝壳类药物如石决明、牡蛎、蛤壳等，要求"火煅微红"，"煅存性"，"煅后呈灰白色"，故一般要煅烧至微微发红，质地酥脆的程度，凉透后的色泽显灰白色或青灰色（煅制品含药屑、杂质不得超过2%；未煅透及灰化者不得超过3%）。

　　植物类药物如棕榈、干漆等，以及血余，要求"黑炭"，"烧存性"，故一般要焖煅至全黑、存性的程度。

　　【辅料用量】

　　米醋的用量，除另有规定外，每净药材100kg，用米醋30kg（煅后醋淬）。

　　黄酒的用量，除另有规定外，每净药材100kg，用黄酒20kg（煅后酒淬）。

　　水的用量，要大量才行，以利于水飞操作和使药物细粉悬浮在水中。

　　【操作注意】

　　1. 用炉火煅时，火要无烟，防止污染成品。

　　2. 煅烧时形体易于破碎或块小的矿物类中药，一般装入耐火容器中煅烧。煅烧时形体不易破碎、块较大的矿物类中药，可直接放在炉火中煅烧。对于煅烧后熔化成液态的白矾、硼砂则要在铁锅中煅至失去所含的结晶水。需煅炭的植物类和动物类中药，一般在密封、防氧气进入的情况下焖煅成炭。

　　3. 煅时药物要净选和分档。块小者易于煅透。

　　煅制药物常用反火炉（亦称反射炉）（图5-1）。

　　反火炉煅药操作：将分档后的净药材，放入装药室内摊开（一般装药量为装药室的1/2左右），用耐火砖封闭药材进、出口。将炉内焦炭点燃，待火旺后，用耐火砖封闭燃料进口和炉渣出口后，用鼓风机从进风口送风至药材煅透。打开煅制药材出口，取出放凉。

　　该炉结构简单，具保温效果好，升温快，温度高，节省燃料，煅制药材量大等优点，适宜于大量生产。

图 5-1 反火炉

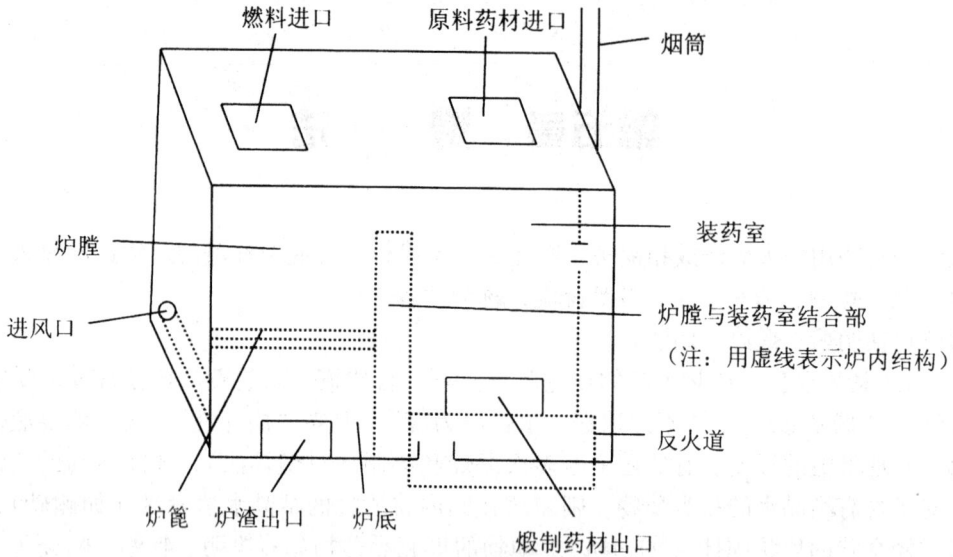

第一节　明煅法

明煅法是将药物放在炉火中或置于耐火容器内不隔绝空气进行煅烧的一类操作。

本节收载的煅制药物，一般是放武火中要一次煅透者，但煅烧中不要中途停火。

白矾（明矾）

【处方用名】　白矾、枯矾。

【来源】　本品为硫酸盐类矿物明矾石经加工提炼而成。主含含水硫酸铝钾[$KAl(SO_4)_2 \cdot 12H_2O$]。

【炮制方法】

1. 白矾　取原药材，除去杂质。用时捣碎。

2. 枯矾　取净白矾碎末，均匀地平铺在锅内，用武火加热，煅至由液态逐渐变成固态，最后呈白色、泡松、蜂窝状固体时，停止加热，及时撒离火源，凉后用铲铲下，除净杂质即得。

【操作注意】

1. 白矾宜轧成碎末，装锅量宜少，使很快熔化和煅枯。

2. 一次煅透，中途不得停火，不得搅拌，令其自然熔化，否则会产生结晶性"夹生"或蜡状的"结顶"，还会使杂质混在枯矾内部，影响成品质量。

【成品性状】　白矾呈不规则块状，无色或乳白色，透明或半透明，质坚硬而脆，味酸涩。枯矾呈蜂窝状的块状固体，色洁白，无光泽，质轻松。

【炮制作用】　白矾味酸、涩，性寒，归肺、脾、肝、大肠经。外用解毒杀虫，燥湿止痒；内服止血止泻，祛除风痰。枯矾收湿敛疮，止血化腐。

据研究，白矾煅至200℃时失去结晶水，能增强吸水、收敛、防腐、抑菌及对蛋白质的凝固作用。枯矾在0.5g/ml的浓度下，对绿脓杆菌有显著抑制作用；并对大肠杆菌、真菌等都有显著抑制作用。因此，临床上用于治疗外科创伤、化脓性溃疡未愈合的伤口，较白矾理想。

【贮藏】 贮干燥容器内，置通风干燥处。防尘。

石 决 明

【处方用名】 石决明、煅石决明。

【来源】 本品为鲍科动物杂色鲍、皱纹盘鲍、羊鲍、澳洲鲍、耳鲍或白鲍的贝壳。

【炮制方法】

1. 石决明 取原药材，除去杂质，洗净，干燥，捣碾或碾粉。

2. 煅石决明 取净石决明，置无烟的炉火上或置适宜的容器内，武火煅至微红时，取出，放凉，碾碎或碾粉。

【成品性状】 石决明块，为小碎块或粉状，灰白色，有珍珠样彩色光泽，质坚硬。无臭，味微咸。煅石决明呈灰白色，无光泽，质酥脆。

【炮制作用】 石决明味咸，性寒，归肝经，能平肝潜阳，清肝明目。生石决明平肝潜阳，清肝明目。煅石决明擅于补肝虚，收敛，制酸止痛。

【贮藏】 贮干燥容器内，置通风干燥处。防尘。

龙 骨

【处方用名】 龙骨、煅龙骨。

【来源】 本品为古代哺乳动物如三趾马、犀类、鹿类、牛类、象类等的骨骼化石或象的门齿化石。

【炮制方法】

1. 龙骨 取原药材，去除杂质，刷净，捣碎或碾碎。

2. 煅龙骨 取净龙骨块，置耐火容器内，武火煅至红透，取出，放凉，碾碎或碾粉。

【成品性状】 龙骨呈不规则的碎块状，表面白色、灰白色，多平滑，有的具有纹理与裂隙，或棕色条纹和斑点，质硬，舐之粘舌。煅龙骨为灰褐色，质酥脆。

【炮制作用】 龙骨味甘、涩，性平，归心、肝、肾经，能安神，潜阳，收涩。生龙骨擅于潜阳镇惊、安神。煅龙骨增强收敛涩精、生肌的功效。

【贮藏】 贮干燥容器内，置通风干燥处。

硼 砂

【处方用名】 硼砂、煅硼砂。

【来源】 本品为硼酸盐类硼砂族矿物硼砂经精制而成。

【炮制方法】

1. 硼砂 取原药材，除去杂质，捣碎。

2. 煅硼砂 取净硼砂置于锅内，用武火加热，煅至鼓起小泡，无水气挥发和暴鸣声，成雪白酥松的块状时，取出，放凉，碾粉。

【成品性状】 硼砂为不规则的碎块，透明或半透明，有玻璃样光泽，质脆。气无，味咸苦。煅硼砂呈洁白色细粉状，质酥松。

【炮制作用】 硼砂味甘、咸，性凉，归肺、胃经，能清热消痰，解毒防腐。生硼砂清热解毒，清肺消痰。煅硼砂增强收敛性，擅于消肿防腐。

【贮藏】 贮干燥容器内，置通风干燥处。防尘。

瓦 楞 子

【处方用名】 瓦楞子、煅瓦楞子。

【来源】 本品为蚶科动物毛蚶、泥蚶或魁蚶的贝壳。

【炮制方法】

1. 瓦楞子 取原药材，除去杂质，洗净，干燥，捣碾或碾粉。

2. 煅瓦楞子 取净瓦楞子，置无烟的炉火上或置适宜的容器内，武火煅至微红时，取出，放凉，碾碎或碾粉。

【成品性状】 瓦楞子呈粗粉或粉状，灰白色，较大碎块仍显瓦楞线，无臭，味淡。煅瓦楞子呈灰白色，质酥脆，无臭，无味。

【炮制作用】 瓦楞子味咸，性平，归肺、胃、肝经，能消痰化瘀，软坚散结，制酸止痛。生瓦楞子擅于消痰化瘀，软坚散结。煅瓦楞子擅于制酸止痛。

【贮藏】 贮干燥容器内，置通风干燥处。

牡 蛎

【处方用名】 牡蛎、煅牡蛎。

【来源】 本品为牡蛎科动物长牡蛎、大连湾牡蛎或近江牡蛎的贝壳。

【操作方法】

1. 牡蛎 取原药材，除去杂质，洗净，干燥，捣碾或碾粉。

2. 煅牡蛎 取净牡蛎，置无烟的炉火上或置适宜的容器内，武火煅至微红时，取出，放凉，碾碎或碾粉。

【成品性状】 牡蛎为不规则的碎块或粉状，灰白色、淡紫棕色、黄色或黄棕色，有光泽，断面层状，质硬。煅牡蛎为不规则的碎块，灰白色，质酥脆。

【炮制作用】 牡蛎味咸，性微寒，归肝、胆、肾经，能重镇安神，潜阳补阴，软坚散结。生牡蛎重镇安神，潜阳补阴，软坚散结。煅牡蛎擅于收敛固涩，制酸止痛。

【贮藏】 贮干燥容器内，置通风干燥处。防尘。

蛤 壳

【处方用名】 蛤壳、煅蛤壳。

【来源】 本品为帘蛤科动物文蛤或青蛤的贝壳。

【炮制方法】

1. **蛤壳** 取原药材，除去杂质，洗净，干燥，捣碾或碾粉。

2. **煅蛤壳** 取净蛤壳，置无烟的炉火上或置适宜的容器内，武火煅至微红时，取出，放凉，碾碎或碾粉。

【成品性状】 蛤壳为灰白色的碎片，质坚硬。煅蛤壳为灰白色碎片或粗粉，质酥脆，光泽消失。

【炮制作用】 蛤壳味苦、咸，性寒，归肺、肾、胃经，能清热化痰，软坚散结，制酸止痛。外治湿疹、烫伤。生蛤壳清热化痰，软坚散结。煅蛤壳擅于制酸止痛，收湿敛疮。

【贮藏】 贮干燥容器内，置通风干燥处。防尘。

寒 水 石

【处方用名】 寒水石、煅寒水石。

【来源】 本品为单斜晶系硫酸盐类矿物红石膏或三方晶系碳酸盐类矿物方解石的矿石。前者多用于北方，后者多用于南方。

【炮制方法】

1. **寒水石** 取原药材，去除杂质，刷净或洗净，干燥，捣碎或碾碎。

2. **煅寒水石** 取净寒水石块，置耐火容器内，武火煅至红透，取出，放凉，碾碎或碾粉。

【成品性状】 寒水石为不规则碎块，透明或半透明，质硬易碎。煅寒水石呈大小不规则的块状，黄白色，无光泽，质酥脆。

【炮制作用】 寒水石味辛、咸，性寒，归心、胃、肾经，能清热降火，利窍，消肿。生寒水石清热降火，利窍，消肿。煅寒水石缓其咸寒之性，质酥易碎，易于煎出有效成分。

【贮藏】 贮干燥容器内，置通风干燥处。防尘。

龙 齿

【处方用名】 龙齿、煅龙齿。

【来源】 本品为古代哺乳动物如三趾马、犀类、鹿类、牛类、象类等的牙齿化石。

【炮制方法】

1. **龙齿** 取原药材，去除杂质，刷净，捣碎或碾碎。

2. **煅龙齿** 取净龙齿块，置耐火容器内，武火煅至红透，取出，放凉，碾碎或碾粉。

【成品性状】 龙齿为不规则碎块，表面青灰色或黄白色，具有棕黄色条纹及斑点，间有珐琅质存在，具光泽，质坚硬，断面粗糙，具吸舌性。煅龙齿呈灰白色或白色，无光泽，质酥脆，粘舌性强。

【炮制作用】 龙齿味甘、涩，性凉，归心、肝经，能镇惊安神。生龙齿擅于镇惊安神，潜阳。煅龙齿具收敛作用。

【贮藏】 贮干燥容器内，置通风干燥处。防尘。

石 膏

【处方用名】 石膏、煅石膏。

【来源】 本品为硫酸盐类矿物硬石膏族石膏。主含含水硫酸钙（$CaSO_4 \cdot 2H_2O$）。

【炮制方法】

1. 生石膏 取原药材，去除杂质，刷净或洗净，干燥，捣碎或碾碎。

2. 煅石膏 将净石膏块，置耐火容器内，武火煅至红透，取出，放凉，碾碎或碾粉。

【成品性状】 生石膏为不规则小块状，白色或类白色，半透明，体重，质软，碾碎后呈白色粉末，纵断面具纤维状纹理，并有丝样光泽。煅石膏呈白色条状或粉末，无光泽，质酥脆。

【炮制作用】 石膏味辛、甘，性大寒，归肺、胃经，能清热泻火，除烦止渴。生石膏擅于清热泻火，除烦止渴。煅石膏收湿，生肌，敛疮，止血。

【贮藏】 贮干燥容器内，置通风干燥处。

花 蕊 石

【处方用名】 花蕊石、煅花蕊石。

【来源】 本品为变质岩类岩石蛇纹大理岩，主含含水硅酸镁。

【炮制方法】

1. 花蕊石 取原药材，去除杂质，刷净或洗净，干燥，捣碎或碾碎。

2. 煅花蕊石 取净花蕊石块，置耐火容器内，武火煅至红透，取出，放凉，碾碎或碾粉。

【成品性状】 花蕊石为不规则斜面结晶碎块，表面较粗糙，灰白色，有黄色或浅绿色花纹相夹其间，习称“彩晕”。有光泽、质硬。煅花蕊石呈灰色，光泽消失，质酥脆。

【炮制作用】 花蕊石味酸、涩，性平，归肝经，能化瘀止血。生花蕊石擅于化瘀止血。煅花蕊石收敛止血。

【贮藏】 贮干燥容器内，置通风干燥处。防尘。

钟 乳 石

【处方用名】 钟乳石、煅钟乳石。

【来源】 本品为碳酸盐类矿物方解石族方解石，主含碳酸钙（$CaCO_3$）。

【炮制方法】

1. 钟乳石 取原药材，去除杂质，刷净或洗净，干燥，捣碎或碾碎。

2. 煅钟乳石 取净钟乳石块，置耐火容器内，武火煅至红透，取出，放凉，碾碎或碾粉。

【成品性状】 钟乳石为不规则小碎块。表面白色、灰白色或黄棕色，质硬，有光泽。煅钟乳石灰白色或黄色，质酥脆。

【炮制作用】 钟乳石味甘，性温，归肺、肾、胃经，能温肺，助阳，平喘，制酸，通乳。生钟乳石温肺，助阳，平喘，制酸，通乳。煅钟乳石增强温肾助阳作用。

【贮藏】 贮干燥容器内，置通风干燥处。防尘。

金 精 石

【处方用名】 金精石、煅金精石。

【来源】　本品为硅酸盐类矿物蛭石。

【炮制方法】

1. 金精石　取原药材，去除杂质，刷净或洗净，干燥，捣碎或碾碎。

2. 煅金精石　取净金精石块，置耐火容器内，武火煅至红透，取出，放凉，碾碎或碾粉。

【成品性状】　金精石呈不规则碎片状，暗棕色或墨绿棕色，表面光滑、有网状纹理，具金属光泽、质柔软。断面呈层状，气微，味淡。煅金精石表面有黄色无光的斑点，体轻，无光泽，质酥脆。

【炮制作用】　金精石味咸，性寒，有小毒，归心、肝、肾经，能镇惊安神，去翳明目。多煅用。煅金精石质脆易碎，易于煎出有效成分。

【贮藏】　贮干燥容器内，置通风干燥处。防尘。

云　母　石

【处方用名】　云母石、煅云母石。

【来源】　本品为单斜晶系矿物白云母。

【炮制方法】

1. 云母石　取原药材，去除杂质，洗净，撕成薄片或砸碎。

2. 煅云母石　取净云母石，置耐火容器内，武火煅至红透，取出，放凉，碾碎或碾粉。

【成品性状】　云母石为不规则的片状，无色透明，具玻璃样光泽，有弹性，质韧有土腥气，无味。煅云母石灰白色或灰棕色，微有焦土气，质酥脆。

【炮制作用】　云母石味甘，性平，归肺、脾、膀胱经，能下气，补中，敛疮，止血。外用治痈疽疮毒、金疮出血。临床一般不生用。煅云母石质疏易碎，易于煎出有效成分。

【贮藏】　贮干燥容器内，置通风干燥处。防尘。

金　礞　石

【处方用名】　金礞石、煅金礞石。

【来源】　本品为变质岩类蛭石片岩或水黑云母片岩。

【炮制方法】

1. 金礞石　取原药材，去除杂质，刷净或洗净，干燥，捣碎或碾碎。

2. 煅金礞石　取净金礞石，置耐火容器内，武火煅至红透，取出，放凉，碾碎或碾粉。

【成品性状】　金礞石为不规则的碎块或碎粒状，棕黄色或黄褐色，带有耀眼的金黄色或银白色光泽，质脆易碎。煅金礞石黄褐色，闪金星更明显，质酥脆。

【炮制作用】　金礞石味甘、咸，性平，归肺、心、肝经，能坠痰下气，平肝镇惊。多煅用。煅金礞石质酥易碎，易于煎出有效成分。

【贮藏】　贮干燥容器内，置通风干燥处。防尘。

青　礞　石

【处方用名】　青礞石、煅青礞石。

【来源】 本品为变质岩类黑云母片岩或绿泥石化云母碳酸盐片岩。

【炮制方法】

1. 青礞石 取原药材，去除杂质，刷净或洗净，干燥，捣碎或碾碎。

2. 煅青礞石 取净青礞石，置耐火容器内，武火煅至红透，取出，放凉，碾碎或碾粉。

【成品性状】 青礞石呈不规则碎块状，灰色或绿灰色，微带珍珠样光泽，体重，质松，易碎，断面层片状。煅青礞石青黄色，光泽消失，质酥脆。

【炮制作用】 青礞石味甘、咸，性平，归肺、心、肝经，能坠痰下气，平肝镇惊，消食攻积。多煅用。煅青礞石质酥易碎，易于煎出有效成分。

【贮藏】 贮干燥容器内，置通风干燥处。防尘。

海 浮 石

【处方用名】 海浮石、浮石、煅海浮石、煅浮石。

【来源】 本品为胞孔科动物脊突苔虫的干燥骨骼及火山喷发岩浆凝固成的多孔状石块浮石，主含二氧化硅（SiO_2）。前者称海浮石，后者称浮石。

【炮制方法】

1. 海浮石 取原药材，去除杂质，刷净或洗净，干燥，捣碎或碾碎。

2. 煅海浮石 取净海浮石，置耐火容器内，武火煅至红透，取出，放凉，碾碎或碾粉。

【成品性状】 海浮石为不规则海绵状或珊瑚样碎块，白色或灰黄色，表面粗糙，有多数细孔，体轻，入水不沉，气微腥，味咸。煅海浮石呈灰白色，质酥脆。

【炮制作用】 海浮石味咸，性寒，归肺、肾经，能清肺化痰，软坚通淋。生海浮石擅于清肺化痰，通淋。煅海浮石擅于软坚散结。

【贮藏】 贮干燥容器内，置通风干燥处。防尘。

第二节 煅淬法

煅淬法是将药物按明煅法煅至红透，趁热投入液体辅料中浸淬的一类操作。有"煅者去坚性"之说，特别适用于质地坚硬的药物。

本节收载的煅制药物，一般要经过武火多次煅烧和反复浸淬，才能达到质地酥脆的程度。

磁 石

【处方用名】 磁石、煅磁石。

【来源】 本品为氧化物类矿物尖晶石族磁铁矿。主含四氧化三铁（Fe_3O_4）。

【炮制方法】

1. 磁石 取原药材，除去杂质，砸碎。

2. 煅磁石 取分档后的净磁石小块，置耐火容器内，武火煅至通体红透，钳出，趁热倒入醋中浸淬，捞出，干燥后，再如法煅淬 2~3 次，至质地酥脆，干燥，碾成粗粉。每净磁石 100kg，用醋 30kg。

【成品性状】 磁石为不规则碎块状,外表灰黑色或棕褐色,有金属光泽,体重,质坚硬。煅磁石呈深灰黑色,质酥脆,略有醋气。

【炮制作用】 磁石味咸,性寒,归肝、心、肾经,能平肝潜阳,聪耳明目,镇惊安神,纳气平喘。生磁石擅于平肝潜阳,镇惊安神。煅磁石擅于纳气平喘,聪耳明目,补血安神。并质酥易碎,利于煎出有效成分。

据研究,煅制可消除磁石中的有害元素锶。磁石煅淬后,由氧化铁变为醋酸铁,其溶解度增加,具有补血和镇静中枢神经的作用。煎药时,将磁石先煎30分钟,铁在汤剂里的溶出量较大。

【贮藏】 贮干燥容器内,置通风干燥处。防尘。

自 然 铜

【处方用名】 自然铜、煅自然铜。

【来源】 本品为硫化类矿物黄铁矿族黄铁矿。主含二硫化铁（FeS_2）。

【炮制方法】

1. 自然铜 取原药材,去除杂质,洗净,干燥,砸碎。

2. 煅自然铜 取净自然铜,置耐火容器内,武火煅至通体红透,钳出,趁热倒入醋中浸淬,捞出,干燥后,再如法煅淬2~3次,至光泽消失并质地酥脆后,干燥,碾成粗粉。每净自然铜100kg,用醋30kg。

【操作注意】 自然铜在烧煅时会产生毒气,故应在空气流通的地方操作,并需采取必要的防护措施。

【成品性状】 自然铜为小方块状,表面亮淡黄色,有金属光泽,质坚硬。煅自然铜呈黑褐色,无光泽,质酥脆,手捻易碎,带醋气。

【炮制作用】 自然铜味辛,性平,归肝经,能散瘀,接骨,止痛。质地坚硬,多煅淬入药,很少生用。煅自然铜质酥,易于粉碎和煎出有效成分,增强散瘀止痛作用。

据研究,煅自然铜确有加强骨折愈合强度的作用。煅自然铜水煎液中铁离子含量高于生品53~80倍。

【贮藏】 贮干燥容器内,置通风干燥处。防尘。

阳 起 石

【处方用名】 阳起石、煅阳起石、酒阳起石。

【来源】 本品为硅酸盐类矿物阳起石。

【炮制方法】

1. 阳起石 取原药材,去除杂质,洗净,干燥,碾碎。

2. 煅阳起石 取分档后的阳起石小块,置耐火容器内,武火煅至红透,取出,放凉,碾碎或碾粉。

3. 酒阳起石 取净阳起石,置耐火容器内,武火煅至通体红透,钳出,趁热倒入黄酒中浸淬,捞出,干燥后,再如法煅淬2~3次,至质地酥脆,干燥,碾成粉。每净阳起石100kg,用黄酒20kg。

【成品性状】 阳起石呈不规则碎块状，灰白色，具光泽，体重。煅阳起石为青灰色，质松，无光泽。酒阳起石为青褐色，质酥脆。

【炮制作用】 阳起石味咸，性微温，归肾经，能温肾壮阳。临床上均煅用。煅阳起石质酥，易于粉碎和煎出有效成分。酒阳起石增强温肾壮阳的作用。

【贮藏】 贮干燥容器内，置通风干燥处。防尘。

炉 甘 石

【处方用名】 炉甘石、煅炉甘石。

【来源】 本品为碳酸盐类矿物方解石族菱锌矿。主含碳酸锌（$ZnCO_3$）。

【炮制方法】

1. 炉甘石 取原药材，去净杂质，打碎。

2. 煅炉甘石 取分档后的净炉甘石小块，置耐火容器内，放无烟炉火上，煅至红透，钳出，趁热倾入盛有多量清水的盆内，淬取成粉末，搅拌，倾取混悬液，碎块干燥后再煅淬，再水飞反复数次，最后弃去残石，合并混悬液，经24小时静置沉淀后，将上清液轻轻倒出，盆底的细粉浆液，倒入铺有滤纸的药筛内，滤尽水液，干燥，碾散。

【成品性状】 炉甘石为不规则块状，表面白色或淡红色，显粉性。煅炉甘石为水飞后的极细粉，呈灰白色或白色，质地特别细腻。

【炮制作用】 炉甘石味甘，性平，归胃经，能解毒明目退翳，收湿止痒敛疮。应煅淬后使用，不作内服，一般外用。煅炉甘石质地纯净细腻，消除了对创面的刺激，增强了收敛吸湿作用。

据研究，生炉甘石主含碳酸锌，煅后变为氧化锌，能部分溶解并吸收创面分泌物，具收敛、保护作用，并能抑制葡萄球菌繁殖和生长，故能治创面炎症。

【贮藏】 贮干燥容器内，置通风干燥处。防潮，防尘。

赭 石

【处方用名】 赭石、煅赭石。

【来源】 本品为氧化物类矿物刚玉族赤铁矿。主含三氧化二铁（Fe_2O_3）。

【炮制方法】

1. 赭石 取原药材，除净杂质，砸成小块，碾细。

2. 煅赭石 取净赭石，置耐火容器内，武火煅至通体红透，钳出，趁热倒入醋中浸淬，捞出，干燥后，再如法煅淬2~3次，至质地酥脆，干燥，碾成粗粉。每净赭石100kg，用醋30kg。

【成品性状】 赭石呈棕红色或深棕红色，气微，味淡。煅赭石呈暗褐色或暗红棕色，质酥脆，微有醋气。

【炮制作用】 赭石味苦，性寒，归肝、心经，能平肝潜阳，降逆，止血。生赭石擅于重镇潜阳。煅赭石擅于平肝止血，质酥，易于粉碎和煎出有效成分。

据研究，赭石煅淬后，可使高价铁变为低价铁，水煎液中亚铁离子增加，利于吸收；钙元素的溶出量增加，是生品的30倍；还可使砷的含量大大减少，毒性降低。

【贮藏】 贮干燥容器内，置通风干燥处。防尘。

紫 石 英

【处方用名】 紫石英、煅紫石英。

【来源】 本品为氟化物类矿物萤石族萤石。主含氟化钙（CaF_2）。

【炮制方法】

1. 紫石英 取原药材，除去杂质，洗净，干燥，砸碎或碾碎。

2. 煅紫石英 取净紫石英，置耐火容器内，容器加盖（防受热爆裂溅出），武火煅至通体红透，钳出，趁热倒入醋中浸淬，捞出，干燥后，再如法煅淬2~3次，至质地酥脆，干燥，碾成粉。每净紫石英100kg，用醋30kg。

【成品性状】 紫石英呈不规则碎块状，紫色或浅绿色，半透明至透明，有玻璃样光泽，体重，质坚。煅紫石英呈黑色或赭色，无光泽，质酥脆，带醋气。

【炮制作用】 紫石英味甘，性温，归心、肺、肾经，能镇心安神，温肺，暖宫。生紫石英擅于镇心安神。煅紫石英质酥，易于粉碎和煎出有效成分，擅于温肺降逆，散寒暖宫。

实验证明，紫石英主含氟化钙，煅淬后，钙的溶出量增多，相对减少了氟的含量。

【贮藏】 贮干燥容器内，置通风干燥处。防尘。

第三节 焖煅法

焖煅法是药物在密闭、缺氧条件下用武火煅烧至炭化，存性的一类操作。又称扣锅煅、密闭煅、暗煅。为使制备的炭药达到"黑色、存性"的质量标准，炒炭时易于灰化和较难成炭的药物，一般用焖煅法制备炭药。

【操作注意】

1. 药物要净选和分档。只有药物大小类同，才能使煅烧的时间和炭化程度一致。

2. 煅锅装药量一般为锅容量的2/3；但血余、干漆等煅烧时，由固态转为液态，再转为固态的药物，只能装锅容量的1/3，防止炭化不完全，甚或发生事故。

3. 待两锅封堵的盐泥半干后，再加热。煅烧中，如有大量气体和浓烟从封堵物缝隙中喷出，应随时用盐泥封堵，或用细沙封堵，以免氧气进入，使煅品灰化。

4. 焖煅一般用文武火。即先用文火加热，防止锅内药物变化过于剧烈，内压过大，使封堵物松动、漏气，甚或将盖锅顶开；待锅内药物反应减缓时，改用武火加热，促使药物炭化；最后用文火加热，使药物炭化完全，并防止煅过，失去存性。

5. 检视炮制品是否煅透的判断方法：①煅至盖锅脐部放置的一撮大米，或盖锅底部粘贴的白纸条均显焦黄色；②视两锅接合处冒出的烟雾，由白烟至黄烟，再转至青烟减少，至基本无烟时。

6. 药物煅透后应及时离火，避免煅过；待凉透后，再启封掀开盖锅，以免炭药热时遇氧气燃烧，导致灰化。

【炮制作用】

1. 改变药物性能，产生新的疗效，增强或产生止血作用　如棕榈、血余、灯心草等煅炭后，产生止血作用；荷叶、莲房煅炭后，增强止血作用。

2. 降低药物的毒性　如干漆煅后，破坏所含的漆酚。

棕　榈

【处方用名】　棕榈炭。

【来源】　本品为棕榈科植物棕榈的干燥叶柄和叶鞘纤维（棕毛）。

【炮制方法】

1. 棕榈　取原药材，除去杂质，洗净，切段，干燥，除净药屑。

2. 棕榈炭　取分档后的净棕榈段或块，装于铁锅内，留有空隙，上扣一较小口径的锅，两锅结合处，先用渍湿的草纸塞紧，后用盐泥封堵，晾至半干后，再撒上一层细沙。扣锅脐上放一撮大米或扣锅底上粘贴一白纸条，再压一重物，用文武火加热，煅至大米或白纸显焦黄色时，即为煅透，离火，待冷却后（或放置24小时），取出煅品，用"掰断法"检视煅品，断面显露出红棕色，符合黑色、存性的质量标准后再收藏。

【成品性状】　棕榈呈不规则的段或块，表面红棕色，粗糙，有纵直皱纹，质硬而韧，断面纤维性，无臭，味淡。棕榈炭表面黑褐色或黑色，有光泽，质轻脆，易掰断，断面纤维性，显露出棕褐色，味苦涩。

【炮制作用】　棕榈味苦、涩，性平，归肺、肝、大肠经，能收涩止血。生棕榈不作药用，煅炭后才具有收涩止血功能。

据研究，棕毛止血、凝血作用以陈棕为优，这与传统"药求陈者"的说法一致。

【贮藏】　贮干燥容器内，置通风干燥处。棕榈炭应散尽余热，防复燃。

血　余　炭

【处方用名】　血余炭。

【来源】　本品为人发制成的炭化物。

【炮制方法】　取头发，除去杂质，用碱水反复洗去油垢，清水漂净，晒干，装于铁锅内（为锅容量的1/3），上扣一较小口径的锅，两锅结合处，先用渍湿的草纸塞紧，后用盐泥封堵，晾至半干后，再撒上一层细沙，扣锅脐上放一撮大米或扣锅底上粘贴一白纸条，再压一重物，用文武火加热，煅至大米或白纸显焦黄色时，即为煅透，离火，待冷却后（或放置24小时），取出煅品，检查煅品符合黑色、存性的质量标准后再收藏。

【成品性状】　血余炭为不规则块状，乌黑光亮，呈蜂窝状，体轻，质脆，有焦发气，味苦。

【炮制作用】　血余炭味苦，性平，归肝、胃经，能止血，化瘀。血余不生用，入药必须煅炭，煅炭后才具有止血化瘀功能。

实验证明，从血余炭中提得的粗结晶，止血作用更好。血余炭的药理活性与炮制温度有关，如350℃制得的血余炭，口服止血作用最强。不同年龄的人发炮制成的血余炭，对缩短实验动物凝血时间的作用不同，以青、中年人的头发最佳，男性老年人的头发最差。

【贮藏】　贮干燥容器内，置通风干燥处。防潮。

灯 心 草

【处方用名】 灯心草、灯心炭。

【来源】 本品为灯心草科植物灯心草的干燥茎髓。

【炮制方法】

1. 灯心草 取原药材，除去杂质，扎成小把，剪（或切）成段，除净药屑。

2. 灯心炭 取净灯心段，装于铁锅内，留有空隙，上扣一较小口径的锅，两锅结合处，先用渍湿的草纸塞紧，后用盐泥封堵，晾至半干后，再撒上一层细沙，扣锅脐上放一撮大米或扣锅底上粘贴一白纸条，再压一重物，用文武火加热，煅至大米或白纸显焦黄色时，即为煅透，离火，待冷却后（或放置 24 小时），取出煅品，检查煅品符合黑色、存性的质量标准后再收藏。

【成品性状】 灯心草为细圆形条状，表面白色或黄白色，体轻，无臭，无味。灯心炭呈黑褐色，质轻脆，易碎，无臭，无味。

【炮制作用】 灯心草味甘、淡，性微寒，归心、肺、小肠经，能清心火，利小便。生灯心草擅于清心火，利水通淋。灯心炭擅于清热敛疮（外用）。

【贮藏】 贮干燥容器内，置通风干燥处。灯心炭应散尽余热，防复燃。

荷 叶

【处方用名】 荷叶、荷叶炭。

【来源】 本品为睡莲科植物莲的干燥叶。

【炮制方法】

1. 荷叶 取原药材，去除杂质及叶柄，喷淋或抢水洗净，稍润，切宽丝，干燥，除净药屑。

2. 荷叶炭 取净荷叶（或丝），装于铁锅内，留有空隙，上扣一较小口径的锅，两锅结合处，先用渍湿的草纸塞紧，后用盐泥封堵，晾至半干后，再撒上一层细沙，扣锅脐上放一撮大米或扣锅底上粘贴一白纸条，再压一重物，用文武火加热，煅至大米或白纸显焦黄色时，即为煅透，离火，待冷却后（或放置 24 小时），取出煅品，检查煅品符合黑色、存性的质量标准后再收藏。

【成品性状】 荷叶呈不规则片状或宽丝状，表面深绿色、黄绿色或淡灰棕色，质脆易碎，微有清香气，味微苦。荷叶炭表面黑褐色。

【炮制作用】 荷叶味苦，性平，归肝、脾、胃经，能清热解暑，升发清阳，凉血止血。生荷叶清热解暑，升发清阳，凉血。荷叶炭收涩化瘀止血。

【贮藏】 贮干燥容器内，置通风干燥处。荷叶炭应散尽余热，防复燃。

莲 房

【处方用名】 莲房、莲房炭。

【来源】 本品为睡莲科莲的干燥花托。

【炮制方法】

1. 莲房　取原药材，除去灰屑及杂质，切碎，除净药屑。

2. 莲房炭　取净莲房块，装于铁锅内，留有空隙，上扣一较小口径的锅，两锅结合处，先用渍湿的草纸塞紧，后用盐泥封堵，晾至半干后，再撒上一层细沙，扣锅脐上放一撮大米或扣锅底上粘贴一白纸条，再压一重物，用文武火加热，煅至大米或白纸显焦黄色时，即为煅透，离火，待冷却后（或放置24小时），取出煅品，检查煅品符合黑色、存性的质量标准后再收藏。

【成品性状】　莲房呈不规则小块，表面灰棕色至紫棕色，呈海绵样，有的可见圆形孔洞，气微，味微涩。莲房炭表面焦黑色，内部焦褐色。

【炮制作用】　莲房味苦、涩，性温，归肝经，能化瘀止血。生莲房较少应用，化瘀止血力较弱。莲房炭收敛止血力强。

【贮藏】　贮干燥容器内，置通风干燥处。莲房炭应散尽余热，防复燃。

干　漆

【处方用名】　干漆炭。

【来源】　本品为漆树科植物漆树的树脂，经加工后的干燥品。

【炮制方法】

干漆炭

（1）煅干漆炭　取净干漆小块，装于铁锅内（为锅容量的1/3），上扣一较小口径的锅，两锅结合处，先用渍湿的草纸塞紧，后用盐泥封堵，晾至半干后，再撒上一层细沙，扣锅脐上放一撮大米或扣锅底上粘贴一白纸条，再压一重物，用文武火加热，煅至大米或白纸显焦黄色时，即为煅透，离火，待冷却后（或放置24小时），取出煅品，检查煅品符合黑色、存性的质量标准后再收藏。

（2）炒干漆炭　取净干漆小块，置锅内，用武火炒至烟尽，呈焦枯状时，喷淋清水，灭净火星，取出，放凉。

【成品性状】　干漆炭呈不规则块状，表面黑褐色或棕褐色，粗糙，有光泽，质坚硬，不易折断，微具漆臭。

【炮制作用】　干漆味辛，性温；有小毒，归肝、脾经，能破瘀血，消积，杀虫。生干漆有毒，易伤营血，损肠胃，不宜生用。干漆炭降低其毒性和刺激性，便于服用。

动物实验，干漆炭对实验动物能缩短出血和凝血时间，起促血凝（止血）作用。生漆含漆酚50%～80%，为毒性成分。药理实验证明，对生漆敏感者，0.001mg漆酚即可引起漆性皮炎。

【贮藏】　贮干燥容器内，置通风干燥处。干漆炭应散尽余热，防复燃。

复习思考题

1. 试述枯矾、煅石决明、煅龙骨、煅磁石、煅自然铜、淬阳起石、煅炉甘石、棕榈炭等8种炮制品的操作方法、质量要求及炮制作用。

2. 试述煅法的成品质量要求、辅料用量及操作注意。

3. 举例说明适用于煅至"通体红透"、煅至"微微发红"和煅至"全黑、存性"等煅烧标准的代表性药物及其类别。

4. 如何检视棕榈炭的成品质量？

5. 简述枯矾、煅磁石、煅自然铜、煅炉甘石、煅赭石、煅紫石英、棕榈炭、血余炭和干漆炭等的现代炮制研究。

6. 简述反火炉煅药操作。

第六章 蒸法、煮法、燀法

第一节 蒸 法

蒸法是净药材加入辅料（或不加辅料）装入蒸制容器内，用水蒸气蒸制的一类操作。根据蒸时加辅料的不同，一般分为清蒸法、酒蒸法、醋蒸法、黑豆汁蒸法、豆腐蒸法等（蒸制品应色泽黑润，内无生心，未蒸透者不得超过 3%；含水分不得超过 13%）。

一、清蒸法

清蒸法是药物不加辅料，用水蒸气蒸制的一类操作。

黄 芩

【处方用名】 黄芩、酒黄芩、黄芩炭。

【来源】 本品为唇形科植物黄芩的干燥根。

【炮制方法】

1. 黄芩

（1）黄芩蒸法 取原药材，除去杂质，并进行"分档"，置蒸制容器内，蒸半小时，用弯曲法检查已柔软，取出，闷润后，趁热切成薄片，干燥（忌曝晒），除净药屑。

（2）黄芩煮法 将净黄芩置沸水中煮约 10 分钟，至黄芩可弯曲，用劈剖法检视黄芩吃水三分之一，中间还有硬心时，捞出，趁热闷润至内外湿润一致，切成薄片，干燥（忌曝晒），除净药屑［上述两法的干燥饮片含黄芩苷（$C_{21}H_{18}O_{11}$）不得少于 8.0%］。

2. 酒黄芩 取净黄芩片，用黄酒拌匀，待酒被吸尽，置锅中，文火炒至深黄色，带焦斑时，取出，放凉，除净药屑（本品含黄芩苷不得少于 8.0%）。每净黄芩片 100kg，用黄酒 10kg。

3. 黄芩炭 取净黄芩片，用武火炒至表面黑褐色时，喷淋清水，灭净火星，取出，摊开晾凉，除净药屑。

【操作注意】

1. 黄芩切片，以清蒸 30 分钟或沸水煮约 10 分钟为宜，起杀酶保苷作用。

2. 干燥时避免曝晒，曝晒过度饮片泛红，影响质量。

【成品性状】 黄芩为卵圆形薄片，片面深黄色，边缘粗糙，中间有浅黄色筋脉，排列成车轮状，中心部多有枯朽状的棕色圆心，质坚脆，味苦。酒黄芩片面深黄色，略带焦斑，略有酒气，质脆，味苦。黄芩炭表面焦褐色。

【炮制作用】 黄芩味苦,性寒,归肺、胆、脾、大肠、小肠经,能清热燥湿,泻火解毒,止血,安胎。生黄芩清热燥湿,泻火解毒,止血,安胎。蒸或煮后,既利于切片,又杀酶保苷。酒黄芩擅于清上焦热。黄芩炭止血。

【贮藏】 贮干燥容器内,酒黄芩密闭,置阴凉干燥处。防潮。黄芩炭应散尽余热,防复燃。

桑 螵 蛸

【处方用名】 桑螵蛸。

【来源】 本品为螳螂科昆虫大刀螂、小刀螂或巨斧螳螂的干燥卵鞘。

【炮制方法】 将净桑螵蛸放蒸制容器内,用武火蒸约1小时,至用两手指甲挤压卵鞘,不冒白浆,蛋白质凝固时,取出,干燥。用时剪碎。

【成品性状】 桑螵蛸为卵圆形,表面黄棕色,上部有半圆形隆起,底面平坦或有凹沟,体质轻泡。微有腥气,味淡,蒸后色较深。

【炮制作用】 桑螵蛸味甘、咸,性平,归肝、肾经,能益肾固精,缩尿,止浊。生桑螵蛸令人泄泻,故不生用。蒸桑螵蛸消除致泻的不良反应,杀死虫卵,易于贮藏。

【贮藏】 贮干燥容器内,密闭,置阴凉干燥处。防蛀。

二、酒蒸法

酒蒸法是药物拌入定量黄酒,用水蒸气蒸制的一类操作;装入蒸制容器内(如罐、坛等),隔水加热者,称酒炖法。

地 黄

【处方用名】 鲜地黄、生地黄、熟地黄。

【来源】 为玄参科植物地黄的新鲜或干燥块根。

【炮制方法】

1. 鲜地黄 临配方时,将鲜地黄去净泥沙,洗净,切段后称量。

2. 生地黄 取生地黄除去杂质,洗净,稍泡,闷润,切厚片,干燥,除净药屑。

3. 熟地黄

(1) 酒炖地黄 取洗净的干地黄,用黄酒拌匀,置蒸罐(或坛)内,密闭,隔水加热,炖至罐内的黄酒被吸尽,地黄黑似漆、甜如饴时,取出,晾晒至外皮粘液稍干时,切厚片或块,干燥。每净生地100kg,用黄酒30~50kg。

(2) 酒蒸地黄 取洗净的干地黄,用黄酒拌匀,待吸收后,放笼屉(或木甑)内,加热。从笼屉圆气开始计时,蒸4小时,焖12小时,取出,晒至外皮微干,拌入剩余的黄酒后,再蒸,再焖,再晒。反复蒸至地黄呈乌黑色时,取出,晾晒至八成干,切厚片,干燥。每净生地黄100kg,用黄酒30kg。

(3) 清蒸地黄 取洗净的干地黄,置蒸制容器内,炖至乌黑色时,取出,晒至八成干,切厚片,干燥。

【操作注意】

1. 罐或坛口要密封，防止酒气外溢，影响质量，甚或发生事故。

2. 炖法和蒸法操作时都要注意添水，使锅内保持一定的水量。

3. 熟地黄只有经过反复的蒸、焖、晒（即谓"九蒸九晒法"）操作，才能使炮制品达到"黑似漆、甜如饴"并使"汁吸尽"的质量标准。

【成品性状】　鲜生地呈纺锤形或类圆柱形，表面浅黄色，具有弯曲的皱纹及横长皮孔，多有不规则疤痕，质脆易折断，断面淡黄白色，肉质，气微，味微甜，微苦。生地黄为圆形厚片，外皮灰黑色，片面灰黑或棕黑色，无臭，味微甜。熟地黄片面乌黑发亮，质地柔软而带韧性，断面乌黑色，有光泽，无臭，味甜。

【炮制作用】　鲜地黄味甘、苦，性寒，归心、肝、肾经，能清热生津，凉血，止血。生地黄味甘，性寒，归心、肝、肾经，能清热凉血，养阴，生津。熟地黄味甘，性微温，归肝、肾经，能滋阴补血，益精填髓。

【贮藏】　鲜地黄须埋在潮湿砂土中，防干，防霉，防冻。生地黄贮干燥容器内，置通风干燥处，防霉，防蛀。熟地黄贮干燥容器内，密闭，置阴凉干燥处。防霉，防蛀。

黄　精

【处方用名】　黄精、酒黄精。

【来源】　本品为百合科植物滇黄精、黄精或多花黄精的干燥根茎。

【炮制方法】

1. 黄精　取原药材，除去杂质，洗净，略润，切厚片，干燥，除净药屑。

2. 酒黄精

（1）酒炖黄精　取洗净的黄精，用黄酒拌匀，置蒸罐（或坛）内，密闭，隔水加热，炖至罐内的黄酒被吸尽，呈黑色时，取出，切厚片，干燥。

（2）酒蒸黄精　取洗净的黄精，用黄酒拌匀，待吸收，放笼屉（或木甑）内，加热。蒸4小时（从圆气开始算起），再焖一段时间，蒸至呈黑色时，取出，切厚片，干燥。

每净黄精100kg，用黄酒20kg。

【成品性状】　黄精为不规则厚片，片面淡黄色或黄棕色，稍带角质，质稍硬而韧，气微，味甜，嚼之有粘性。酒黄精黑色，有光泽，味甜，微有酒气。

【炮制作用】　黄精味甘，性平，归脾、肺、肾经，能补气养阴，健脾，润肺，益肾。生黄精刺人咽喉，多蒸后用。酒黄精能除去麻味，避免刺激咽喉，且能助药势。

【贮藏】　贮干燥容器内，酒黄精密闭，置阴凉干燥处。防霉，防蛀。

肉　苁　蓉

【处方用名】　肉苁蓉、酒苁蓉。

【来源】　本品为列当科植物肉苁蓉的干燥带鳞片的肉质茎。

【炮制方法】

1. 肉苁蓉片　取原药材，除去杂质并分档，洗净，浸泡，润透，切厚片，干燥，除净药屑。如为盐苁蓉，要先漂净盐分。将净盐苁蓉置多量清水中，每天换水2~3次，至口尝无咸味时，取出，晒至半干，再闷润至软硬适宜，切厚片，干燥，除净药屑。

2. 酒苁蓉

（1）酒炖肉苁蓉　取洗净的肉苁蓉片，用黄酒拌匀，置蒸罐（或坛）内，密闭，隔水加热，炖至罐内的黄酒被吸尽，呈黑色时，取出，干燥。

（2）酒蒸肉苁蓉　取洗净的肉苁蓉片，用黄酒拌匀，待吸收后，放笼屉（或木甑）内，加热。蒸4小时（从圆气开始算起），再焖一段时间，蒸至呈黑色时，取出，干燥。

每净肉苁蓉片100kg，用黄酒30kg。

【成品性状】　肉苁蓉为不规则类圆形厚片，片面灰棕色或棕褐色，中间有淡棕色或棕黄色点状维管束，排列成不规则的波状环纹，或排成条状而散列，气微，味甜、微苦。酒苁蓉表面黑棕色，质柔润，味微甜，微有酒气。

【炮制作用】　肉苁蓉味甘、咸，性温，归肾、大肠经，能补肾阳，益精血，润肠通便。生肉苁蓉补肾止浊，润肠通便力强。酒苁蓉增强补肾助阳之力。

【贮藏】　贮干燥容器内，酒苁蓉密闭，置阴凉干燥处。防潮，防蛀。

山　茱　萸

【处方用名】　山萸肉、酒山萸肉。

【来源】　本品为山茱萸科植物山茱萸的干燥成熟果肉。

【炮制方法】

1. 山萸肉　取原药材，除去杂质和残留的果核（果核、果梗不得超过3%）。

2. 酒山萸肉

（1）酒炖山萸肉　取洗净的山萸肉，用黄酒拌匀，置蒸罐（或坛）内，密闭，隔水加热，炖至罐内的黄酒被吸尽，山萸肉成黑色时，取出，干燥。

（2）酒蒸山萸肉　取洗净的山萸肉，用黄酒拌匀，待吸收，放笼屉（或木甑）内，加热。蒸4小时（从圆气开始算起），再焖一段时间，蒸至呈黑色时，取出，干燥。

每净山萸肉100kg，用黄酒20kg。

【成品性状】　山萸肉呈不规则片状或囊状，多破裂而皱缩，表面紫红色至紫黑色，微有光泽，质柔软，气微，味酸、涩、微苦。酒山萸肉黑润，微有酒气。

【炮制作用】　山茱萸味酸、涩，性微温，归肝、肾经，能补益肝肾，涩精固脱。生山萸肉长于敛阴止汗固脱。酒山萸肉补肾涩精。

【贮藏】　贮干燥容器内，酒山萸肉密闭，置阴凉干燥处。防潮，防蛀。

女　贞　子

【处方用名】　女贞子、酒女贞子。

【来源】　本品为木犀科植物女贞的干燥成熟果实。

【炮制方法】

1. 女贞子　取原药材，除去杂质（杂质不得超过3%），洗净，干燥，用时捣碎。

2. 酒女贞子

（1）酒炖女贞子　取洗净的女贞子，用黄酒拌匀，置蒸罐（或坛）内，密闭，隔水加热，炖至罐内的黄酒被吸尽，成黑色时，取出，干燥。

（2）酒蒸女贞子　取洗净的女贞子，用黄酒拌匀，待吸收，放笼屉（或木甑）内，加热。蒸4小时（从圆气开始算起），再焖一段时间，蒸至呈黑色时，取出，干燥。

每净女贞子100kg，用黄酒20kg。

【成品性状】　女贞子呈椭圆形或肾形，表面黑紫色或灰黑色，皱缩不平，体轻，无臭，味甘、微苦涩。酒女贞子黑润，表面附有白色粉霜，微有酒气。

【炮制作用】　女贞子味甘、苦，性凉，归肝、肾经，能滋补肝肾，明目乌发。生女贞子长于清肝明目、滋阴润燥。酒女贞子缓和寒凉之性，增强滋补肝肾作用。

【贮藏】　贮干燥容器内，酒女贞子密闭，置阴凉干燥处。防霉。

三、醋蒸法

醋蒸法是药物拌入定量米醋，用水蒸气蒸制的一类操作。

五 味 子

【处方用名】　五味子、醋五味子。

【来源】　本品为木兰科植物五味子的干燥成熟果实。习称"北五味子"。

【炮制方法】

1. 五味子　取原药材，除去杂质（杂质不得超过1%），用时捣碎。

2. 醋五味子

（1）醋炖五味子　取净五味子，用醋拌匀，置蒸罐（或坛）内，密闭，隔水加热，炖至罐内的醋被吸尽，呈黑色时，取出，干燥。

（2）醋蒸五味子　取净五味子，用醋拌匀，待吸收，放笼屉（或木甑）内，加热。蒸4小时（从圆气开始算起），再焖一段时间，蒸至呈黑色时，取出，干燥。

每净五味子100kg，用醋20kg。

【成品性状】　五味子呈不规则球形或扁球形，表面紫红或红棕色，皱缩，显油润，果肉气微，味酸。种子破碎后，有香气，味辛、微苦。醋五味子色黑，质地柔润，微有醋气。

【炮制作用】　五味子味酸、甘，性温，归肺、心、肾经，能收敛固涩，益气生津，补肾宁心。生五味子擅于敛汗止咳、生津止渴。醋五味子酸敛作用增强，多用于肝肾亏损的滑精、久泻等虚证。

有报道，五味子醋制后，具有镇咳作用的挥发油略有减少，具有强壮作用的木脂素类成分有增高趋势。

【贮藏】　贮干燥容器内，醋五味子密闭，置阴凉干燥处。防霉。

四、黑豆汁蒸法

黑豆汁蒸法是药物拌入黑豆汁，用水蒸气蒸制的一类操作。

何 首 乌

【处方用名】　何首乌、制何首乌。

【来源】　本品为蓼科植物何首乌的干燥块根。

【炮制方法】

1. 何首乌　取原药材除去杂质，洗净，稍浸，润透，切厚片或方块，干燥，除净药屑。

2. 制何首乌

（1）蒸何首乌　取净首乌片或块，用黑豆汁拌匀，待吸收后，放笼屉（或木甑）内，加热。蒸4小时（从圆气开始算起），再焖一段时间，蒸至呈棕褐色时，取出，干燥。

（2）炖何首乌　取净首乌块，用黑豆汁拌匀，润透，置非铁质的蒸制容器内，密闭，隔水加热，炖至罐内的黑豆汁被吸尽，呈黑褐色时，取出，干燥。

每何首乌片100kg，用黑豆10kg。

黑豆汁的制备：取黑豆10kg，加水适量，煮约4小时，熬汁约15kg，黑豆渣再加水，煮约3小时，熬汁约10kg，两次所熬黑豆汁合并，共约25kg备用。

【操作注意】

1. 何首乌要用非铁质器具炮制，以免所含的蒽醌衍生物与铁发生氧化还原反应，影响质量。

2. 何首乌用笼屉蒸时，要待何首乌吸尽黑豆汁，闷润至柔软后，再进行蒸制。

【成品性状】　生首乌为不规则圆形厚片或小方块，片面浅红棕色或浅棕黄色，具"云锦花纹"，质坚实，气微，味微苦而甘涩。制首乌黑褐色或棕褐色，断面角质样有光泽，气微，味微甘而苦涩。

【炮制作用】　何首乌味苦、甘、涩，性温，归肝、心、肾经。生何首乌解毒，消痈，润肠通便。制首乌补肝肾，益精血，乌须发，强筋骨。

据研究，生何首乌经炮制，具泻下作用的结合性蒽醌苷受热后，部分或全部水解为游离蒽醌衍生物，同时，能使切除肾上腺饥饿小鼠的肝糖原积累增加，因而无致泻作用，并使毒性明显减弱，而呈现滋补作用。制何首乌还不易发霉，便于贮藏。何首乌蒸制时间亦应适当，一般认为以蒸32小时，炮制品色泽最佳，游离蒽醌衍生物含量最高，对小鼠免疫作用也最好。

【贮藏】　贮干燥容器内，密闭，置阴凉干燥处。

五、豆腐蒸法

豆腐蒸法是药物放在豆腐块中，用水蒸气蒸制的一类操作。

藤　黄

【处方用名】　藤黄、制藤黄。

【来源】　本品为藤黄科植物藤黄的胶质树脂。

【炮制方法】

1. 藤黄　取原药料，除去杂质，打成小块或研成细粉。

2. 制藤黄　取大块豆腐置盘内，中央挖一不透底的方形槽，槽内放入藤黄，再用削下的豆腐盖严。将盛有豆腐块的方盘放笼屉内，蒸至掀开豆腐片，检视槽内的藤黄全部熔化后，取出，放凉，去掉上盖豆腐片，晒干或烘干后，除去豆腐。用时捣碎。每净藤黄100kg，用豆腐400~500kg。

【操作注意】　炮制时不宜口尝，用过的豆腐和蒸液要妥善处理，器具要洗涤干净，操作后必须洗手，以免中毒。

【成品性状】 藤黄为不规则块状或细粉状，呈红黄色或橙棕色，外被黄绿色粉霜，平滑，质脆易碎，气微，味辛辣。制藤黄呈不规则块状，黄褐色。

【炮制作用】 藤黄味酸、涩，性寒，归胃、大肠经，能消肿排脓，散郁解毒，杀虫止痒。生藤黄有大毒，一般外用，不能内服。制藤黄毒性降低，可入丸散内服。

【贮藏】 贮干燥容器内，密闭，置阴凉干燥处。生藤黄应按毒性中药由专人管理。

第二节 煮 法

煮法有清水煮法、甘草汁煮法、豆腐煮法三种（煮制品未煮透者不得超过2%，有毒药材应煮透；含水分不得超过13%；药汁煮品、豆腐煮品含药屑、杂质不得超过2%）。

一、清水煮法

清水煮法是药物与清水共煮的一类操作。

草 乌

【处方用名】 生草乌、制草乌。

【来源】 本品为毛茛科植物北乌头的干燥块根。

【炮制方法】

1. 生草乌 取原药材，除去杂质，洗净，干燥［杂质（残茎）不得过5%］。

2. 制草乌 取净草乌，大小分档，用清水浸泡至内无干心，取出，放锅内，加清水，煮至取个大实心者切开检视，内无白心，口尝微有麻舌感时（一般4～6小时），取出，弃去锅内剩余少量汁液，晾晒至六成干后，再闷润至柔软适中，切薄片，干燥，除净药屑［本品含生物碱以乌头碱（$C_{34}H_{47}NO_{11}$）计，不得少于0.20%］。

【操作注意】

1. 分档的目的是使浸泡和煮制的时间一致。

2. 煮前浸泡至透的目的，是防止煮时产生白心，出现"夹生"。

3. 制草乌的口尝微有麻舌感的检查方法：切开后，在中间挖取100～150mg，在舌前1/3处，咀嚼半分钟，嚼后当时不麻，约经2～3分钟后出现麻舌感，舌麻时间维持20～30分钟后才逐渐消失。

【成品性状】 生草乌呈圆锥形，稍弯曲，顶端常有残茎，表面灰褐色或黑棕褐色，皱缩，质硬，断面灰白色，无臭，味辛辣而麻舌。制草乌为不规则薄片，表面黑褐色，有灰白色多角形形成层环及点状维管束，无臭，质脆，味微辛辣，微有麻舌感。

【炮制作用】 草乌味辛、苦，性热，有大毒，归心、肝、肾、脾经，能祛风除湿，温经止痛。生草乌有大毒，内服宜慎，多外用。制草乌毒性降低，可供内服。

据研究，草乌通过炮制，可降低毒性，其中所含以乌头碱为代表的双酯型生物碱可水解为毒性较小的单酯型生物碱，或进一步水解为毒性极小的胺醇型生物碱。其水解产物仍然有效。

【贮藏】　贮干燥容器内，置通风干燥处。防蛀。生草乌应按毒性中药由专人管理。

川　乌

【处方用名】　生川乌、制川乌。

【来源】　本品为毛茛科植物乌头的干燥母根。

【炮制方法】

1. 生川乌　取原药材，除去杂质，洗净，干燥。

2. 制川乌　取净川乌，大小分档，用清水浸泡至内无干心，取出，放锅内，加清水，煮至取个大实心者切开检视，内无白心，口尝微有麻舌感时（一般4~6小时），取出，弃去锅内剩余少量汁液，晾晒至六成干后，再闷润至内外柔软一致，切厚片，干燥，除净药屑［本品含生物碱以乌头碱（$C_{34}H_{47}NO_{11}$）计，不得少于0.20%］。

【操作注意】　同草乌。

【成品性状】　生川乌为不规则的圆锥形，稍弯曲，顶端常有残茎，散在有小瘤状侧根，表面棕褐色或灰棕色，质坚实，断面类白色或浅灰黄色，形成层环纹呈多角形。气微，味辛辣、麻舌。制川乌为不规则厚片，表面黑褐色或黄褐色，有灰棕色形成层环纹。体轻，质脆，无臭，微有麻舌感。

【炮制作用】　川乌味辛、苦，性热，有大毒，归心、肝、肾、脾经，能祛风除湿，温经止痛。生川乌有大毒，内服宜慎，多外用。制川乌毒性降低，可供内服。

川乌的毒性成分及炮制的解毒机理与草乌类同。据研究，古今炮制川乌的方法虽然繁多，但川乌经水处理、干热处理和湿热（蒸、煮等）处理，三类方法皆能达到去毒目的。但水处理生物碱随水流失较多，药效受到影响；烘等干热处理对总生物碱含量影响不大，对药效影响较小；蒸煮特别是热压蒸制处理，总生物碱含量高，双酯型毒性生物碱含量低，去毒效果好，生产周期短。

【贮藏】　贮干燥容器内，置通风干燥处。防蛀。生川乌应按毒性中药由专人管理。

二、甘草汁煮法

甘草汁煮法是药物与甘草煎液共煮的一类操作。

巴　戟　天

【处方用名】　巴戟肉、制巴戟天、盐巴戟天。

【来源】　本品为茜草科植物巴戟天的干燥根。

【炮制方法】

1. 巴戟肉　取净巴戟天放蒸笼内，蒸透，趁热除去木质心，切段，干燥，除净药屑。

2. 制巴戟天　取甘草汁倒入锅内，加入净巴戟天拌匀，文火煮至皮部松软，汁被吸尽时，趁热抽去非药用的木质心，皮部切段，干燥，除净药屑。每净巴戟天100kg，用甘草6kg。

3. 盐巴戟天　取净巴戟天，用盐水拌匀，待吸收后，置适宜容器内，加热蒸软，趁热抽去木质心，皮部切段，干燥，除净药屑。每净巴戟天100kg，用食盐2kg，适量开水化开澄清用。

【成品性状】　本品为空心扁圆筒状的节段，边缘栓皮灰黄色，断面淡紫色，中心黄棕色，肉厚，质坚韧，味微甘。制巴戟味甜。盐巴戟颜色稍深，质柔润，略有咸味。

【炮制作用】　巴戟天味甘、辛，性微温，归肾、肝经，能补肾阳，强筋骨，祛风湿。生巴戟肉补肾阳，强筋骨，祛风湿。制巴戟天增其甘味，擅于补肾助阳。盐巴戟天温而不燥，擅于补肾阳，强筋骨。

研究结果，用薄层色谱和紫外光谱比较巴戟天根皮与木心的化学成分，两者存在很大差异。

【贮藏】　贮干燥容器内，制巴戟天、盐巴戟天密闭，置阴凉干燥处。防霉，防蛀。

远　志

【处方用名】　远志、制远志、蜜远志。

【来源】　本品为远志科植物远志或卵叶远志的干燥根。

【炮制方法】

1. 远志　取原药材，除去杂质，略洗，润透，切段，干燥，除净药屑。

2. 制远志　取甘草汁倒入锅内，加入净远志段拌匀，文火煮至汁被吸尽，再炒至带火色时，取出，干燥，除净药屑。每净远志100kg，用甘草6kg。

3. 蜜炙远志　取净远志段，与用适量开水稀释后的炼蜜拌匀，稍闷，置锅内，文火炒至不粘手，符合"手握法"检视质量标准时，再出锅，取出，放凉，及时收藏。每净远志100kg，用炼蜜25kg。

【成品性状】　远志为小圆柱形结节状小段，外表灰黄色，有横皱皮，质硬而脆，易折断，味苦微辛，嚼之有刺喉感。制远志味微甜。蜜远志色泽加深，味甜。

【炮制作用】　远志味辛、苦，性温，归心、肾、肺经，能安神益智，祛痰，消肿。生远志戟人咽喉，多外用，消痈肿。制远志缓其燥性，消除刺喉麻感，擅于安神益智，祛痰。蜜远志增强润肺祛痰作用。

据研究，远志皮部皂苷含量相当于木部的25倍。远志用甘草水煮制比浸制的皂苷含量高，甘草水煮，80℃烘干，再文火炒至微焦，远志皂苷的含量还可提高约1%，祛痰作用也较好。

【贮藏】　贮干燥容器内，制远志、蜜远志密闭，置阴凉干燥处。防霉，防蛀。

吴　茱　萸

【处方用名】　吴茱萸、制吴茱萸。

【来源】　本品为芸香科植物吴茱萸、石虎及疏毛吴茱萸的干燥将近成熟的果实。

【炮制方法】

1. 吴茱萸　取原药材，除去杂质。

2. 制吴茱萸　取甘草汁倒入锅内，加入净吴茱萸拌匀，文火煮至汁被吸尽，再炒至带火色时，取出，干燥，除净药屑。每净吴茱萸100kg，用甘草6kg。

【成品性状】　吴茱萸呈球形或略呈五角状扁球形，顶端有五角星状的裂隙，表面暗黄绿或褐色，质硬而脆，气芳香浓郁，味辛辣而苦。制吴茱萸色泽加深，气味减弱。

【炮制作用】　　吴茱萸味辛、苦，性热，有小毒，归肝、脾、胃、肾经，能散寒止痛，降逆止呕，助阳止泻。外治口疮、高血压。生吴茱萸有小毒，多外用，散寒止痛，引火下行。制吴茱萸降低毒性和燥性，常供内服。

【贮藏】　　贮干燥容器内，制吴茱萸密闭，置阴凉干燥处。

三、豆腐煮法

豆腐煮法是药物与豆腐加水共煮的一类操作。

硫　黄

【处方用名】　　硫黄、制硫黄。

【来源】　　本品为自然元素类矿物硫族自然硫，采挖后，加热熔化，除去杂质；或用含硫矿物经加工制得。

【炮制方法】

1. 硫黄　取原药材，除去杂质，敲成碎块。

2. 制硫黄　先在锅底平铺一层豆腐片，放入硫黄碎块，上用豆腐片盖严后，加水满过豆腐，文火加热，徐徐沸腾，煮至豆腐显黑绿色时，取出，除去豆腐，用水漂净，晾干或阴干。每净硫黄 100kg，用豆腐 200kg。

【成品性状】　　硫黄呈不规则块状，黄色或略呈绿黄色，呈脂肪光泽，常有多数小孔，体轻，质松，易碎，有特异臭气，味淡。制硫黄臭气不明显。

【炮制作用】　　硫黄味酸，性温，有毒，归肾、大肠经。生硫黄有毒，外用解毒杀虫疗疮。制硫黄毒性降低，内服补火助阳通便。

硫黄的毒性成分主要为三氧化二砷。实验表明，炮制可降低硫黄中的三氧化二砷含量，并以豆腐炮制品最为显著。说明豆腐制硫黄能降低其毒性。

【贮藏】　　贮干燥容器内，密闭，置阴凉干燥处。防火。

珍　珠

【处方用名】　　珍珠、珍珠粉。

【来源】　　本品为珍珠贝科动物马氏珍珠贝、蚌科动物三角帆蚌或褶纹冠蚌等双壳类动物受刺激形成的珍珠。

【炮制方法】

1. 珍珠　取珍珠洗净，晾干。如为做过装饰品的珍珠（习称"花珠"），先用碱水洗涤，再用清水漂洗去碱性。用纱布包好，上下各垫一块豆腐块，放铜锅（或砂锅）内，加水淹没豆腐，煮至豆腐呈蜂窝状时，去豆腐，取出珍珠，用清水洗净，干燥。豆腐用量，以能将珍珠盖严为宜。

2. 珍珠粉　取净珍珠，置乳钵内，加适量清水研磨成糊状，手捻十分细腻后，再加多量的清水，充分搅拌，稍停，倾取混悬液。下沉的粗颗粒如上法再研磨，再注水，再搅拌，再倾取，如此反复多次，至研细飞完为止。合并混悬液，静止 12 小时，使细粉完全沉淀，倾去上面清水，沉淀后的细粉浆液，滤去水分，干燥，研散。大量制粉可用球磨机制成极细粉。

【成品性状】　珍珠为大小不规则的球状，表面类白色、浅粉红色或浅蓝色，半透明，具特有的彩色光泽，质坚硬，无臭，无味。珍珠粉为极细粉末，类白色，舔之无渣。

【炮制作用】　珍珠味甘、咸，性寒，归心、肝经，能安神定惊，明目消翳，解毒生肌。珍珠质地坚硬，不便内服和外用。珍珠粉呈极细粉末，内服和外用易被人体吸收。

【贮藏】　贮干燥容器内，密闭，置阴凉干燥处。

第三节　焯　　法

焯法是将药物放沸水中，短暂煮至种皮与种仁分离的一类操作，适用于须去除种皮的种子类药材（炒黄品含生片、糊片不得超过2%；含药屑、杂质不得超过1%。煮制品含水分不得超过13%）。

苦 杏 仁

【处方用名】　苦杏仁、焯苦杏仁、炒苦杏仁。

【来源】　本品为蔷薇科植物山杏、西伯利亚杏、东北杏或杏的干燥成熟种子。

【炮制方法】

1. 苦杏仁　取原药材，除去杂质。用时捣碎。

2. 焯苦杏仁　取净苦杏仁投入大量的沸水中，沸烫至种皮由皱缩至舒展，能搓去时，捞出，放冷水中稍浸，除去种皮，及时干燥。用时捣碎。

3. 炒苦杏仁　取焯苦杏仁，文火炒至黄色，带深黄色焦斑，有香气时，取出，放凉，除净药屑。用时捣碎［本品含苦杏仁苷（$C_{20}H_{27}NO_{11}$）不得少于3.0%］。

【操作注意】

1. 焯制时的用水量，最好是苦杏仁量的10倍。防止苦杏仁在温水中焯制时间过长，所含苦杏仁苷被水溶出或分解。

2. 苦杏仁焯制，宜选晴天，当天焯制，当天晒干，否则，苦杏仁色泽易发黯、发黄。

3. 焯煮液要妥善处理，防止误服中毒。

【成品性状】　苦杏仁呈扁心脏形，顶端略尖，基部钝圆，左右不对称，富油性，味苦。焯苦杏仁种仁破碎，无种皮，乳白色。炒苦杏仁显黄色，有香气。

【炮制作用】　苦杏仁味苦，性微温，有小毒，归肺、大肠经，能降气止咳平喘，润肠通便。生苦杏仁有小毒且带种皮。焯苦杏仁降气止咳平喘，润肠通便，焯后既利于去皮，又能破坏苦杏仁酶，保存苦杏仁苷，提高疗效。炒苦杏仁擅于温肺散寒。

【贮藏】　贮干燥容器内，密闭，置阴凉干燥处。防蛀，防泛油。

桃 仁

【处方用名】　桃仁、焯桃仁、炒桃仁。

【来源】　本品为蔷薇科植物桃或山桃的干燥成熟种子。

【炮制方法】

1. 桃仁　取原药材，除去杂质（杂质不得超过1%），用时捣碎。

2. 燀桃仁　取净桃仁投入大量的沸水中，沸烫至种皮微软时，捞出，放冷水中稍浸，除去种皮，及时干燥。用时捣碎。

3. 炒桃仁　取燀桃仁，文火炒至黄色，带深黄色焦斑，有香气时，取出，放凉，除净药屑。用时捣碎。

【成品性状】　桃仁呈扁长圆形或类卵圆形，表面黄棕色至红棕色，一端较尖，中部膨大，基部钝圆而偏斜，富油性，气微，味微苦。燀桃仁种仁破碎，无种皮，类白色。炒桃仁显黄色，有香气。

【炮制作用】　桃仁味苦、甘，性平，归心、肝、大肠经，能活血祛瘀，润肠通便。生桃仁活血祛瘀，润肠通便。燀桃仁利于有效物质的溶出。炒桃仁擅于和血、润燥。

【贮藏】　贮干燥容器内，燀桃仁、炒桃仁密闭，置阴凉干燥处。防蛀，防泛油。

白 扁 豆

【处方用名】　白扁豆、扁豆衣、炒白扁豆。

【来源】　本品为豆科植物扁豆的白色干燥成熟种子。

【炮制方法】

1. 白扁豆　取原药材，除去杂质。用时捣碎。

2. 白扁豆衣　取净白扁豆，置沸水中，沸烫至种皮松软能搓去时，捞出，放冷水中稍浸，捞出，搓开种皮及种仁，干燥，簸取种皮（白扁豆仁亦作白扁豆用）。

3. 炒白扁豆　取净白扁豆（或仁），放锅内，文火炒至微黄，略见焦斑时，取出，放凉，除净药屑。用时捣碎。

【成品性状】　白扁豆呈扁椭圆形或扁卵圆形，表面黄白色，平滑而具光泽，质坚硬，种皮薄，种仁黄白色，嚼之有豆腥气。白扁豆衣为不规则的卷缩状种皮，乳白色，质脆易碎。炒白扁豆（或仁）显黄色，略带焦斑，有香气。

【炮制作用】　白扁豆味甘，性微温，归脾、胃经，能健脾化湿，和中消暑。生白扁豆（仁）健脾化湿，和中消暑。扁豆衣擅于消暑化湿。炒白扁豆擅于健脾化湿。

【贮藏】　贮干燥容器内，置通风干燥处。

复习思考题

1. 试述黄芩、桑螵蛸、酒熟地黄、醋五味子、制何首乌、制藤黄、制草乌、制川乌、制巴戟肉、制硫黄、燀苦杏仁等11种炮制品的操作方法、质量要求、操作注意及炮制作用。

2. 何谓"九蒸九晒法"？举例说明它对保证蒸制品质量的重要意义。

3. 举例说明有毒药物要炮制到"口尝微有麻舌感"质量标准的检查方法。

4. 简述醋五味子、制何首乌、制草乌、制川乌、巴戟天去心、远志去心、制硫黄等的现代炮制研究。

第七章　复制法

复制法是药物用两种以上的炮制工艺，按照规定的程序，进行炮制的一类操作（煮制品未煮透者不得超过 2%，有毒药材应煮透；含水分不得超过 13%；药汁煮品含药屑、杂质不得超过 2%）。

半　夏

【处方用名】　生半夏、清半夏、姜半夏、法半夏。

【来源】　本品为天南星科植物半夏的干燥块茎。

【炮制方法】

1. 生半夏　取原药材，除去杂质。

2. 清半夏　取净半夏，大小分档，用 8% 的白矾溶液浸泡至内无干心，口尝微有麻舌感时，取出，洗净，切厚片，干燥，除净药屑。每净半夏 100kg，用白矾 20kg。

3. 姜半夏　取净半夏，大小分档，用水浸泡至内无干心后；另取生姜切片煎汤，加白矾与半夏共煮透，取出，晾至半干，切薄片，干燥，除净药屑。每净半夏 100kg，用生姜 25kg、白矾 12.5kg。

4. 法半夏　取净半夏，大小分档，用水浸泡至内无干心，取出，另取甘草加水煎煮 2次，合并煎液，倒入用适量水制成的石灰液中，搅匀，加入上述已浸透的半夏，浸泡，每日搅拌 1~2 次，并保持浸液 pH 值在 12 以上，至剖面黄色均匀，口尝微有麻舌感时，取出，洗净，阴干或烘干即得。除净药屑。每净半夏 100kg，用甘草 15kg、生石灰 10kg。

【成品性状】　生半夏呈类球形，表面白色或浅黄色，质坚实，富粉性，无臭，味辛辣，麻舌而刺喉。清半夏为椭圆形、类圆形或不规则厚片，片面淡灰色至灰白色，质脆，易折断，断面角质样，气微，味微涩、微有麻舌感。姜半夏为不规则薄片，片面淡黄棕色，具角质样光泽，气微香，味淡，微有麻舌感，嚼之略粘牙。法半夏为类球形或破碎成不规则颗粒状，表面淡黄白色、黄色或棕黄色，质轻松脆或硬脆，断面黄色或淡黄色，气微，味淡略甘、微有麻舌感。

【炮制作用】　半夏味辛，性温，有毒，归脾、胃、肺经，能燥湿化痰，降逆止呕，消痞散结。生半夏有毒，内服可导致失音、呕吐、水泻，外用消肿止痛。清半夏擅于燥湿化痰。并可消除辛辣刺喉的不良反应。姜半夏擅于降逆止呕。法半夏擅于燥湿化痰。

实验表明，生半夏的毒性主要表现在对多种黏膜的刺激，导致失音、呕吐、水泻等不良反应。这种刺激物质不溶或难溶于水，但可以通过煎煮而除去。在半夏的刺激成分和有效成分尚不明确的情况下，半夏炮制去毒的关键不在于水漂，而在于用适宜的辅料或加热处理。白矾、石灰、甘草与半夏可产生拮抗作用而解毒，生姜对半夏无解毒作用，而起协同增效作用。

【贮藏】　贮干燥容器内，置通风干燥处。生半夏应按毒性中药由专人管理。

天 南 星

【处方用名】 生天南星、制天南星。

【来源】 本品为天南星科植物天南星、异叶天南星或东北天南星的干燥块茎。

【炮制方法】

1. 生天南星 取原药材，除去杂质，洗净，干燥。

2. 制天南星 取净天南星，大小分档，放水中浸漂，每日换水 2～3 次。浸漂过程中如起白沫，是漂天南星即将发生腐烂的标志，为预防腐烂现象的发生，可在换水后加白矾（每 100kg 天南星，加白矾 2kg），泡 1 日后，再进行换水。待浸漂至切开口尝微有麻舌感时取出。将生姜片、白矾置锅内加适量水煮沸后，倒入天南星共煮至无干心（无白心）时，取出，除去姜片，晾至四至六成干，切薄片，干燥，除净药屑。每净天南星 100kg，用生姜、白矾各 12.5kg。

【成品性状】 生南星呈扁球形，表面类白色或淡棕色，质坚硬，断面白色粉性。气微辛，味麻辣。制天南星为淡黄棕色角质样薄片，半透明，质脆。气微臭，味辛。

【炮制作用】 天南星味苦、辛，性温，有毒，归肺、肝、脾经，能燥湿化痰，祛风止痉，散结消肿。生天南星辛温燥烈，有毒，多外用，用于散结消肿，治痈疽瘰疬；亦可入煎剂内服，擅于祛风痰，用于破伤风，中风抽搐。制天南星毒性降低，擅于燥湿化痰。

有报道证实，天南星经过水浸漂、矾浸或加热等炮制处理，可以降低或消除麻辣性，天南星的麻辣物质是可以溶于水的。临床应用经验证实，天南星经过煎煮过程，能达到减毒的目的，所以生天南星入汤剂使用是可以的。

【贮藏】 贮干燥容器内，制天南星密闭，置阴凉干燥处。防蛀。生天南星应按毒性中药由专人管理。

胆 南 星

【处方用名】 胆南星。

【来源】 本品为制南星的细粉与牛、羊或猪胆汁经加工而成，或为生天南星细粉与牛、羊或猪胆汁经发酵加工而成。

【炮制方法】 取制天南星细粉，加入净胆汁（或胆膏粉及适量水）拌匀，蒸 60 分钟至透，取出放凉，制成小块，干燥。或取生天南星粉，加入净胆汁（或胆膏粉及适量水）拌匀，放温暖处，发酵 7～15 天后，再连续蒸或隔水炖 9 昼夜，每隔 2 小时搅拌一次，除去腥臭气，至呈黑色浸膏状，口尝无麻味为度，取出，晾干。再蒸软，趁热制成小块。每制天南星细粉 100kg，用牛（或猪、羊）胆汁 400kg（胆膏粉 40kg）。

【成品性状】 本品为小方块状，表面棕黑色或黄棕色。质硬，有特异的臭气，味苦。

【炮制作用】 胆南星味苦、微辛，性凉，归肺、肝、脾经。胆汁苦寒而润，有益肝镇惊之功，制胆南星之燥而使不毒，故擅于清热化痰、熄风定惊。

【贮藏】 贮干燥容器内，密闭，置阴凉干燥处。

白附子（禹白附）

【处方用名】 生白附子、制白附子。

【来源】 本品为天南星科植物独角莲的干燥块茎。

【炮制方法】

1. 生白附子 取原药材，除去杂质，洗净，干燥。

2. 制白附子 取净白附子，大小分档，放水中浸漂，每日换水 2~3 次，数日后如起泡沫，换水后加白矾（每 100kg 白附子，用白矾 2kg），泡 1 日后再进行换水，至口尝微有麻舌感为度，取出。将生姜片、白矾粉放置锅内加适量水，煮沸后，倒入白附子共煮至无白心，捞出，除去生姜片，晾至六七成干，再闷润至内外柔软一致，切厚片，干燥，除净药屑。每净白附子 100kg，用生姜、白矾各 12.5kg。

【成品性状】 白附子为椭圆或卵圆形，表面白色至黄白色，质坚硬，断面白色，粉性，无臭，味淡，麻辣刺舌。制白附子为类圆形或椭圆形厚片，周边淡棕色，片面黄色，角质，味淡，微有麻舌感。

【炮制作用】 白附子味辛，性温，有毒，归胃、肝经，能祛风痰，定惊搐，解毒散结止痛。生白附子有毒，多外用，用于解毒散结止痛，治疗瘰疬痰核，毒蛇咬伤。制白附子擅于祛风痰，定惊搐，并可消除麻辣味。

【贮藏】 贮干燥容器内，置通风干燥处。生白附子应按毒性中药由专人管理。

附　子

【处方用名】 附子、淡附片、炮附片。

【来源】 本品为毛茛科植物乌头的子根的加工品。

【炮制方法】

1. 附子 取黑顺片、白附片除去药屑，直接入药。

2. 淡附片 取净盐附子，大小分档，放水中浸漂，每时换水 2~3 次（开始漂时可每天换水 5~6 次，尽快除去盐分），至盐分漂尽（口尝无咸味）时，捞出。将甘草片、黑豆置锅内加适量水煮沸后，倒入盐附子共煮至内无白心，切开挖取内心口尝无麻舌感时，取出，除去甘草片、黑豆，晾至四至六成干，再闷润至内外软硬一致，切薄片，干燥，除净药屑。每净盐附子 100kg，用甘草 5kg、黑豆 10kg。

3. 炮附片 将净沙置锅内，武火加热，待沙呈轻松滑利状态时，投入大小分档的净附片，翻炒至鼓起并微变色时，取出，筛去沙，放凉。

【成品性状】 黑顺片为不规则的纵切厚片，上宽下窄，周边黑褐色，片面暗黄色，油润，具光泽，半透明状，并有纵筋脉纹（纵向导管束），质硬而脆，断面角质样，气微，味淡。白附片无外皮，片面黄白色，半透明。淡附片为不规则纵切薄片，片面暗黄色，口尝无麻舌感，味淡。炮附片色泽加深，略鼓起。

【炮制作用】 附子味辛、甘，性大热，有毒，归心、肾、脾经，能回阳救逆，补火助阳，逐风寒湿邪。生附子有毒，多外用。淡附片、黑顺片、白附片毒性降低，内服擅于回阳救逆，逐风寒湿邪。炮附片擅于温肾助火，治慢性阳衰证。

【贮藏】 贮干燥容器内，置通风干燥处，防潮。生附子应按毒性中药由专人管理。

复习思考题

1. 试述清半夏、姜半夏、法半夏、制天南星、制白附子、淡附片等 6 种炮制品的操作方法、质量要求及炮制作用。

    2. 用实例说明有毒药物浸漂中，显示腐烂现象即将发生的标志及预防措施。

    3. 简述半夏、天南星的现代炮制研究。

第八章　发酵、发芽法

第一节　发酵法

发酵法是将配制好的药料，置于适宜的温度、湿度环境中，由于霉菌和酶的催化分解作用，使其发泡、生衣的一类操作，又称曲法。发酵后的药物，产生了新的药效，或增强了疗效。

【发酵的外部条件】　室内一般以温度 30℃ ~ 37℃，相对湿度 70% ~ 80% 为宜。若温度过低或过分干燥则发酵迟缓或不能发酵；温度过高则杀死霉菌，发酵亦不能进行。故发酵多在夏季伏天进行。

【成品质量要求】　经验以发酵后气味芳香，无霉臭气，曲块表面布满黄色霉衣，内部有斑点为佳。如果黄衣变黑，则影响制品质量（发酵制品含水分不得超过 13%；含药屑、杂质不得超过 1%）。

淡　豆　豉

【处方用名】　淡豆豉。

【来源】　本品为豆科植物大豆的成熟种子的发酵加工品。

【炮制方法】

（1）原料：黑大豆 100kg，桑叶、青蒿各 7 ~ 10kg。

（2）制法：取桑叶、青蒿加水煎煮，过滤取汁（药渣保留），将煎汁拌入净大豆中，俟汁被吸尽后，置笼屉内蒸至熟透，取出，略晾，装入干净的容器内，摊平，用桑叶、青蒿药渣覆盖后，进行发酵，待闷至黄衣（黄白色的绒毛状菌丝）上遍时，取出，除去药渣，洗净，略晾，装入罐内，再闷 15 ~ 20 天，至充分发酵、香气溢出时，取出，略蒸，干燥。

【成品性状】　淡豆豉呈椭圆形，略扁，表面黑色，皱缩不平，质柔软，断面棕黑色。气香，味微甘。

【炮制作用】　淡豆豉味苦、辛，性凉，归肺、胃经，具有解表，除烦，宣发郁热的功效。制备淡豆豉各地所使用辅料不同。如用麻黄、苏叶炮制者，豆豉性味偏于辛温，适用于风寒表证。

【贮藏】　贮干燥容器内，置通风干燥处。防尘，防蛀。

六　神　曲

【处方用名】　六神曲、炒神曲、麸炒神曲、焦神曲。

【来源】　本品为鲜青蒿、鲜辣蓼、鲜苍耳草、苦杏仁、赤小豆等药加入面粉混合后，经发酵而成的曲剂。

【炮制方法】

1. 六神曲

（1）原料：面粉100kg，苦杏仁、赤小豆各4kg，鲜青蒿、鲜苍耳草、鲜辣蓼各7kg。

（2）制法：将苦杏仁和赤小豆碾成粉末（或将杏仁碾成泥状，赤小豆煮烂），与面粉混合均匀，再将鲜青蒿、鲜苍耳草、鲜辣蓼用水煎煮，取汤适量。将汤液陆续加入面粉中，揉搓成粗颗粒状，以手握之能成团，掷之即散为度，置木制模型中，压成扁平方块，再用粗纸（或鲜苘麻叶）包严，放木箱或席篓内，每块间要留有空隙，上面用鲜青蒿或厚棉布等物覆盖保温，经4~6天即能发酵。待曲块表面生满黄白霉衣时，取出，除去纸或苘麻叶，切成小方块，干燥。

2. 炒六神曲　取六神曲小块，放入锅内，文火炒至表面显黄色，有香气时，取出，放凉。

3. 麸炒六神曲　将麦麸撒入用"麦麸控制火候法"试温后的热锅内，候冒烟时，投入六神曲小块，炒至呈深黄色时，取出，筛去焦麦麸，放凉。每净六神曲块100kg，用麦麸10kg。

4. 焦六神曲　取六神曲小块，放入文火加热的锅内，炒至表面焦黄色，有焦香气时，取出，放凉。

【成品性状】　六神曲为立方块形小块，表面灰黄色，粗糙，质脆易断，有曲香气。炒神曲表面显黄色，带焦斑，有香气。麸炒神曲表面深黄色，有麸香气。焦神曲表面焦黄色，有焦香气。

【炮制作用】　六神曲味甘、辛，性温，归脾、胃经，具有健脾和胃，消食调中的功效。生六神曲还具有发散作用。炒神曲健脾和胃，消食调中。麸炒神曲擅于醒脾和胃。焦神曲擅于消食止泻。

【贮藏】　贮干燥容器内，置通风干燥处。防蛀。

半　夏　曲

【处方用名】　半夏曲、麸炒半夏曲。

【来源】　本品为法半夏、鲜青蒿、鲜辣蓼、鲜苍耳草、苦杏仁、赤小豆等药物加入面粉混合后，经发酵而成的曲剂。

【炮制方法】

1. 半夏曲

（1）原料：法半夏100kg，面粉400kg，苦杏仁、赤小豆、鲜青蒿、鲜苍耳草、鲜辣蓼各30kg。

（2）制法：将法半夏、苦杏仁和赤小豆碾成粉末（或将杏仁碾成泥状，赤小豆煮烂），与面粉混合均匀，再将鲜青蒿、鲜苍耳草、鲜辣蓼用适量水煎汤（占原料量的25%~30%），将汤液陆续加入面粉中，揉搓成粗颗粒状，以手握之能成团，掷之即散为度，置木制模型中，压成扁平方块，再用粗纸（或鲜苘麻叶）包严，放木箱或席篓内，每块间要留有空隙，上面用鲜青蒿或厚棉布等物覆盖保温。经4~6天即能发酵，待曲块表面生满黄白霉衣时，取出，除去纸或苘麻叶，切成小方块，干燥。

2. 麸炒半夏曲　将麦麸撒入用"麦麸控制火候法"试温后的热锅内，候冒烟时，投入半夏曲小块，炒至呈深黄色时，取出，筛去焦麦麸，放凉。每净半夏曲块 100kg，用麦麸 10kg。

【成品性状】　半夏曲为小立方块，表面浅黄色，质疏松，有细蜂窝眼，味甘微辛。麸炒半夏曲深黄色，有麸香气。

【炮制作用】　半夏曲味甘、辛，性平，归脾、胃经，具有化痰止咳，消食化积的功效。麸炒半夏曲，增强健脾消食作用。

【贮藏】　贮干燥容器内，置通风干燥处。防蛀。

第二节　发芽法

发芽法是促使成熟的果实或种子萌发幼芽的一类操作，亦称蘗法。发芽后的药物，产生了新的药效，增加了炮制品种。

【发芽条件】　①选成熟饱满的种子或果实，在发芽前要先测定发芽率，要求发芽率在 85% 以上。②保持一定湿度，每日淋水 2～3 次。③室温应控制在 18℃～25℃。

【成品质量要求】　一般芽长 0.5cm～1cm。出芽率不得少于 85%（发芽制品含水分不得超过 13%；含杂质不得超过 1%）。

大 豆 黄 卷

【处方用名】　大豆黄卷、制大豆黄卷。

【来源】　本品为豆科植物大豆成熟种子经发芽干燥而得。

【炮制方法】

1. 大豆黄卷　选成熟饱满的大豆，用清水浸泡至形体膨胀，胚根萌动时，取出。放入能排水的容器内，置避光处，以免芽变青绿色。上盖湿布，每日淋水 2～3 次，保持湿润，待芽长至 0.5cm～1cm 时，取出，先晾至半干，再晒至全干，以免种皮脱落。除净药屑。

2. 制大豆黄卷　取灯心草、淡竹叶置锅内，加入适量清水煎煮 2 次（每次 30～60 分钟），过滤去渣。药汁与净大豆黄卷共置锅内，文火煮至汤被吸尽后，再炒至微干，取出，干燥，除净药屑。每净大豆黄卷 100kg，用灯心草 1kg、淡竹叶 2kg。

【成品性状】　大豆黄卷略呈肾形，表面黄色或黑色，微皱缩，芽（胚根）粗短，稍有弯曲，无臭，嚼之有豆腥味。制大豆黄卷微有焦斑，豆腥气较轻而微清香。

【炮制作用】　大豆黄卷味甘，性平，归脾、胃经，具有清热利湿，解表的功效。大豆黄卷如用淡竹叶、灯心草炮制，药性偏凉，增强清热利湿作用。

【贮藏】　贮干燥容器内，置通风干燥处。

谷 芽

【处方用名】　谷芽、炒谷芽、焦谷芽。

【来源】　本品为禾本科植物粟的成熟果实经发芽干燥而得。

【炮制方法】

1. 谷芽　取成熟饱满的净粟谷，用清水浸泡 2～3 小时，捞出，置能排水的容器内，放避光处，以免芽变青绿色。上盖湿布，每日淋水 2～3 次，保持湿润，待芽长至 0.6cm 左右时，取出，晒干或低温干燥，除净药屑（本品出芽率不得少于 85%）。

2. 炒谷芽　取净谷芽，置锅内，用文火加热，不断翻动，炒至深黄色，有香气时，取出，放凉，除净药屑。

3. 焦谷芽　取净谷芽，置锅内，用中火加热，不断翻动，炒至呈焦黄色，有焦香气时，取出，放凉，除净药屑。

【成品性状】　谷芽类圆球形，表面淡黄色。初生的芽（须根）长约 0.3cm～0.6cm，无臭，味微甘。炒谷芽深黄色，具香气。焦谷芽焦黄色，有焦斑，具焦香气。

【炮制作用】　谷芽味甘，性温，归脾、胃经，具有消食和中，健脾开胃的功效。炒谷芽擅于健脾消食。焦谷芽擅于化积滞。

【贮藏】　贮干燥容器内，置通风干燥处。防鼠，防蛀。

稻　芽

【处方用名】　稻芽、炒稻芽、焦稻芽。

【来源】　本品为禾本科植物稻的成熟果实经发芽干燥而得。

【炮制方法】

1. 稻芽　取成熟饱满的净稻谷，用清水浸泡 2 小时，捞出，置能排水的容器内，放避光处，以免芽变青绿色。上盖湿布，每日淋水 2～3 次，保持湿润，待芽长至 1cm 时，取出，晒干，除净药屑（本品出芽率不得少于 85%）。

2. 炒稻芽　取净稻芽，置锅内，用文火加热，不断翻动，炒至深黄色，有香气时，取出，放凉，除净药屑。

3. 焦稻芽　取净稻芽，置锅内，用中火加热，不断翻动，炒至呈焦黄色，有焦香气时，取出，放凉，除净药屑。

【成品性状】　稻芽呈扁长椭圆形，两端略尖，表面黄色或淡黄色，一端有浆片 2 枚，一个浆片内侧伸出 1～3 条须根，长 0.5cm～1cm。质硬，断面白色，粉性。无臭，味淡。炒稻芽深黄色，具香气。焦稻芽焦黄色，具焦香气。

【炮制作用】　稻芽味甘，性温，归脾、胃经，具有和中消食，健脾开胃的功效。炒稻芽擅于健脾消食。焦稻芽擅于化积滞。

【贮藏】　贮干燥容器内，置通风干燥处。防鼠，防蛀。

复习思考题

1. 试述淡豆豉、大豆黄卷、谷芽等 3 种炮制品的操作方法、质量要求及炮制作用。

2. 试述药物发酵、药物发芽的条件及成品质量要求。

第九章　其他制法

本章包括煅法、制霜法、提净法和水飞法等方法。

第一节　煅　　法

煨法是药物用湿面或湿纸包裹，埋在塘火中或置于加热的滑石粉中；或将药物直接置于加热的麦麸中；或将药物铺摊在吸油纸上，隔纸加热，以除去部分油质的煨熟的一类操作，又称裹煨。有"煨者去燥性"之说，故一般需去除部分油质，缓和药性的药物多用煨法。

现在常用的煨法有裹煨（面裹或纸裹）、烘煨和麸炒煨（煨制品含药屑、杂质不得超过3%；未煨透者及糊片不得超过5%）。

肉　豆　蔻

【处方用名】　肉豆蔻、煨肉豆蔻。

【来源】　本品为肉豆蔻科植物肉豆蔻的干燥种仁。

【炮制方法】

1. 肉豆蔻　取原药材，除去杂质，洗净，干燥。

2. 煨肉豆蔻

（1）面裹煨　取净肉豆蔻，用清水洗净后，放入泛丸匾内，撒入滑石粉，晃动药匾，使表面均匀地挂满滑石粉衣。取面粉，加适量的水和成面团，擀压成 0.3～0.5mm 厚片，将挂滑石衣的肉豆蔻逐个包裹，晾至半干。或将挂滑石衣的肉豆蔻，在泛丸匾内挂 3～4 层面粉，滚撞至表面光洁，晾至半干。将包裹后的肉豆蔻，倒入用文火加热的滑石粉内，煨炒至面皮呈焦黄色，嗅到浓郁的辛香气味，将包裹的面皮剥离并掰断检视，断面的深黄色由外向内逐渐转浅，内里显黄色；取出肉豆蔻用指甲刻划，油痕显得特别清晰，符合"指甲刻划法"的检视质量标准后，取出，剥去面皮，趁热切厚片。每净肉豆蔻 100kg，用面粉 50kg，滑石粉以煨时能完全掩埋肉豆蔻为宜。

（2）草纸裹煨　先把裁成宽长条的草纸浸湿，用湿纸将肉豆蔻逐个包裹，包约 7～8 层后，捏实，晾至半干，倒入用文火加热的滑石粉中，煨炒至草纸带黑色斑块，并嗅到浓郁的辛香气味，符合"指甲刻划法"检视质量标准后，取出，剥去草纸，趁热切厚片。

【操作注意】

1. 肉豆蔻表面挂层滑石粉衣，是为了易于剥离面皮。

2. 肉豆蔻煨时，火候要小，受热时间宜长些，才能使油外溢。这也是煨法的操作特点。

【成品性状】　肉豆蔻呈卵圆形或椭圆形，表面灰黄色或灰棕色，有不规则网状沟纹，质坚，富油性，气香浓烈，味辛。煨肉豆蔻为卵圆形或椭圆形不规则厚片，片面可见棕黄色相杂的大理石样花纹，显油性，香气更浓郁，味辛。

【炮制作用】　肉豆蔻味辛，性温，归脾、胃、大肠，能温中行气，涩肠止泻。生肉豆蔻具刺激性，有滑肠之弊，通常制用。煨肉豆蔻油质含量降低，免于滑肠，减少刺激性，增强涩肠止泻作用。

实验证明，炮制后的肉豆蔻与生品相比，其水煎剂和挥发油抑制肠蠕动的作用均增强，呈现出较好的止泻作用。煨品中肉豆蔻醚明显减少，急性中毒发生率较生品降低。

【贮藏】　贮干燥容器内，密闭，置阴凉干燥处。夏季贮于灰缸中，防蛀。

诃　子

【处方用名】　诃子、诃子肉、煨诃子肉。

【来源】　本品为使君子科植物诃子或绒毛诃子的干燥成熟果实。

【炮制方法】

1. 诃子　取原药材，除去杂质，洗净，干燥，用时砸碎。

2. 诃子肉　取净诃子，稍浸，闷润至软，去核取肉，干燥。

3. 煨诃子肉　取净诃子，用清水洗净后，放入泛丸匾内，撒入滑石粉，晃动药匾，使表面均匀地挂满滑石粉衣后，再撒入面粉，泛制3~4层面粉，滚撞至表面光洁，晾至半干。倒入用文火加热的滑石粉内，煨炒至面皮呈焦黄色时，取出，放凉，去除面皮，剥取诃子肉。每净诃子100kg，用面粉50kg，滑石粉以煨时能完全掩埋诃子为宜。

【成品性状】　诃子呈长圆形或卵圆形，表面黄棕色或暗棕色，略具光泽。有不规则的皱纹及5~6条纵棱线，质坚实，无臭，味酸涩后甜。诃子肉呈不规则粒状块，黄棕色或黄褐色，稍有酸气，煨诃子肉质较松脆。

【炮制作用】　诃子味苦、酸、涩，性平，归肺、大肠经，能涩肠敛肺，降火利咽。生诃子、诃子肉擅于敛肺，降火利咽。煨诃子肉擅于涩肠止泻。

据研究，诃子去核是除去质次部分，增强疗效。诃子炮制后，鞣质含量增高，对离体兔肠收缩有明显的抑制作用，对小鼠腹泻有较好的止泻作用。

【贮藏】　贮干燥容器中，密闭，置阴凉干燥处，防蛀。

木　香

【处方用名】　木香、煨木香。

【来源】　本品为菊科植物木香的干燥根。

【炮制方法】

1. 木香　取原药材，除去杂质，大小分档，洗净，润透，切厚片，干燥，除净药屑。

2. 煨木香　取未经干燥的净木香片，或将木香片润湿。在铁丝匾中，一层草纸，一层木香片，间隔平铺数层，置炉火旁或烘干室内，烘煨至草纸上显油痕（渗有挥发油）后，取出，放凉，除净药屑。

【成品性状】　木香为类圆形厚片，片面灰褐色或棕黄色，片面灰褐色，中部有明显菊花心状放射纹理，有散在的褐色油点（油室），具特异香气，味苦。煨木香棕黄色，气微香。

【炮制作用】 木香味辛、苦，性温，归脾、胃、大肠、三焦、胆经，能行气止痛，健脾消食。生木香行气止痛，健脾消食。煨木香实肠止泻。

实验证明，煨木香挥发油，对兔离体肠蠕动的抑制作用比生品显著增强。表明木香煨的炮制原理是改变挥发油的性质，增强抑制作用。

【贮藏】 贮干燥容器中，密闭，置阴凉干燥处。防潮，防霉。

葛 根

【处方用名】 葛根、煨葛根。

【来源】 本品为豆科植物野葛或甘葛藤的干燥根。

【炮制方法】

1. 葛根 取原药材，除去杂质，洗净，润透，切厚片，干燥，除净药屑。

2. 煨葛根 取麦麸撒在热锅中，炒至冒烟时，加入葛根片，煨炒至呈深黄色时，取出，筛去焦麦麸，放凉。每净葛根 100kg，用麦麸 30kg。

【操作注意】 用麦麸炒煨，用麸量要多，锅温要低一点，时间要长一些，使药物整体均匀受热，以达到煨制目的。

【成品性状】 葛根为不规则厚片，表面黄白色或浅棕色，粗糙，纤维性强，富粉性，体重，质硬，无臭，味微甜。煨葛根表面深黄色。

【炮制作用】 葛根味甘、辛，性凉，归脾、胃经，能解肌退热，生津，透疹，升阳止泻。生葛根解表，生津，透疹，升阳。煨葛根擅于鼓舞胃气，止泻治痢。

【贮藏】 贮干燥容器内，置通风干燥处，防潮。防蛀。

第二节 制霜法

制霜法是药物经过去油制成松散粉末或通过渗透析出细小结晶的一类操作。

制霜法分为去油制霜和析出结晶制霜。

巴 豆

【处方用名】 生巴豆、巴豆霜。

【来源】 本品为大戟科植物巴豆的干燥成熟果实。

【炮制方法】

1. 生巴豆 取原药材，除去杂质，搓去果皮，取出种子，再用搓皮板搓去种皮，簸取种仁；或将种子拌入稠米汤曝晒或烘裂后，再搓去种皮，簸取种仁。

2. 巴豆霜 取净巴豆仁，串轧成泥状，用多层草纸包裹，加热并压榨去油，待草纸吸满油后，换下油纸，再串轧，再用草纸包裹，再加热压榨，再换草纸，如此反复多次，至换下来的草纸不显油痕，巴豆呈松散粉末，不再粘结成饼为度（霜中含脂肪油量为 18.0% ~ 20.0%），取出，再碾轧一次，过《中国药典》50 目筛，取细粉，装入密闭容器内备用。

【操作注意】

1. 为防止刺激皮肤黏膜，发生中毒，操作时一定要戴口罩和手套。工作结束后，应用冷水洗涤裸露部位。

2. 制霜要用加热法，既利于油质外溢，又可破坏巴豆毒素。

3. 操作中，要勤换吸油纸（草纸），尽快吸去油质，缩短炮制时间。换下的油纸，要烧掉，以免发生中毒。

4. 使用过的器具应清洗干净，以免误作他用，引起中毒。

【成品性状】 巴豆仁呈略扁的椭圆形，黄白色，油质，无臭，味辛辣。巴豆霜为粒度均匀、疏松的淡黄色粉末，显油性。

【炮制作用】 生巴豆味辛，性热，有大毒，归胃、大肠经，外用蚀疮。巴豆霜味辛，性热，有大毒，归胃、大肠经，峻下积滞，逐水消肿，豁痰利咽。多入丸散内服。

据研究，巴豆的有毒成分是脂肪油和巴豆毒素。口服半滴至1滴脂肪油，即能产生严重的口腔刺激症状及胃肠炎。巴豆毒素能溶解红血球，使局部细胞坏死，但遇热则毒性减低。为了用药安全，巴豆常应用加热法制霜。实验证明，经过煮、常压蒸或高压蒸过的巴豆油比炒巴豆油的致炎作用明显降低。经过加热处理的各种巴豆渣或霜均无溶血作用，说明用蒸、煮过的巴豆仁炮制巴豆霜，能降低毒副作用。

【贮藏】 贮干燥容器内，密闭，置阴凉干燥处。生巴豆应按毒性中药由专人管理。

西 瓜 霜

【处方用名】 西瓜霜。

【来源】 本品为葫芦科植物西瓜的成熟果实与芒硝经加工而成的白色结晶粉末。

【炮制方法】

（1）瓦罐析霜 选新鲜成熟的西瓜，称重后洗净，切碎，装入不带釉的泥瓦罐内（罐要洗净，晾干），先装一层西瓜碎块，再放一层芒硝，分层堆放至罐容量的4/5。装好后，将罐口封严，扎紧，并将罐鼻用绳拴起，悬挂于阴凉通风处待霜析出。

（2）西瓜析霜 选新鲜、无伤痕的西瓜，洗净，擦干。在近果柄处切一厚片，留作顶盖，挖出部分瓜瓤及子，装入定量芒硝，待芒硝装好后，照原样盖好，竹签插牢，用网兜兜起，悬挂于阴凉通风处。

数日后，瓦罐和西瓜皮外面，析出白色霜样结晶物，随析出，随刷下，直到无结晶物析出为止。刷下的西瓜霜要密闭收藏。

每净西瓜100kg，用芒硝15kg。

【操作注意】

1. 瓦罐中装西瓜不得过满，一般堆放至罐容量的4/5，以免芒硝与西瓜作用后，汁液溢出罐外。

2. 要将瓦罐和西瓜悬挂于阴凉通风处，以利析霜。

3. 析出的结晶，用毛刷轻轻刷下，应随析随刷，以免影响结晶的继续析出。

4. 用西瓜析霜，瓜皮易被硝腐蚀，出霜时间短暂，影响出霜量。

【成品性状】 西瓜霜为白色粉霜，味咸，有清凉感。

【炮制作用】 西瓜霜味咸，性寒，归肺、胃经，具有清火消肿的功效。西瓜清热解暑，芒硝清热泻火，二者加工成霜后，产生协同作用，增强了清热泻火消肿之功，并使药物纯净、细腻。

【贮藏】 贮干燥容器内，密闭，置阴凉干燥处，防潮。应在30℃以下贮存。

千 金 子

【处方用名】 千金子、千金子霜。

【来源】 本品为大戟科植物续随子的干燥成熟种子。

【炮制方法】

1. 千金子 取原药材，除去杂质，洗净，晒干，用时打碎。

2. 千金子霜 取净千金子，串轧成泥状，用多层草纸包裹，加热并压榨去油，待草纸吸满油后，换下油纸，再串轧，再用草纸包裹，再加热压榨，再换草纸，如此反复多次，至换下来的草纸不显油痕，千金子呈松散粉末，不再粘结成饼为度（霜中含脂肪油量为18.0% ~ 20.0%），取出，再碾轧一次，过《中国药典》50目筛，取细粉，装入密闭容器内备用。

【成品性状】 千金子呈椭圆形或卵圆形，外皮黄褐色或灰褐色，有网状皱纹。种仁白色或黄白色，富油性，气微，味辛。千金子霜为均匀、疏松的淡黄色粉末，微显油性，味辛辣。

【炮制作用】 千金子味辛，性温，有毒，归肝、肾、大肠经，能逐水消肿，破血消癥。生千金子泻下峻烈，毒性较大，多作外用，治顽癣、疣赘，内服宜慎。千金子霜泻下作用较缓，毒性降低，多入丸散内服。

据研究，千金子脂肪油中所含的千金子甾醇，对胃肠黏膜有强烈刺激作用，可产生峻泻。致泻强度为蓖麻油的3倍。

【贮藏】 贮干燥容器内，千金子霜密闭，置阴凉干燥处。生千金子应按毒性中药由专人管理。

木 鳖 子

【处方用名】 木鳖子、木鳖子霜。

【来源】 本品为葫芦科植物木鳖的干燥成熟种子。

【炮制方法】

1. 木鳖子 取原药材，除去杂质。用时去壳取仁，捣碎。

2. 木鳖子霜 取净木鳖子仁，串轧成泥状，用多层草纸包裹，加热并压榨去油，待草纸吸满油后，换下油纸，再串轧，再用草纸包裹，再加热压榨，再换草纸，如此反复多次，至换下来的草纸不显油痕，木鳖子呈松散粉末，不再粘结成饼为度，取出，研散，装入密闭容器内备用。

【成品性状】 木鳖子呈扁平圆板状，表面灰棕色至黑褐色，有网状花纹，周边有纵棱突起，呈锯齿形，内仁黄白色，富油性，有特殊的油腻气，味苦。木鳖子霜为白色或灰白色的松散粉末。

【炮制作用】 木鳖子味苦、微甘，性温，有毒，归肝、脾、胃经，能散结消肿，攻毒疗疮。生木鳖有毒，多作外用，内服宜慎。木鳖子霜毒性降低，入丸散内服。

【贮藏】 贮干燥容器内，木鳖子霜密闭，置阴凉干燥处，防潮。

柏 子 仁

【处方用名】　柏子仁、柏子仁霜。

【来源】　本品为柏科植物侧柏的干燥成熟种仁。

【炮制方法】

1. 柏子仁　取原药材去除杂质及残留的种皮，筛去灰屑。

2. 柏子仁霜　取净柏子仁，串轧成泥状，用多层草纸包裹，加热并压榨去油，待草纸吸满油后，换下油纸，再串轧，再包裹，再加热压榨，再换草纸，如此反复多次，至换下来的草纸不显油痕，柏子仁呈松散粉末，不再粘结成饼为度，取出，研散，即得。

【成品性状】　柏子仁呈长卵圆形或椭圆形。表面黄白色或淡黄棕色，质软，断面黄白色，富油性，气微香，味淡。柏子仁霜为松散粉末，淡黄色，气微香。

【炮制作用】　柏子仁味甘，性平，归心、肾、大肠经，能养心安神，止汗，润肠。生柏子仁养心安神，止汗，润肠。柏子仁霜润肠作用减弱，适用于脾虚便溏的患者。

【贮藏】　贮干燥容器内，密闭，置阴凉通风干燥处，防热，防蛀，防泛油。

瓜 蒌 子

【处方用名】　瓜蒌子、炒瓜蒌子、瓜蒌子霜。

【来源】　本品为葫芦科植物栝楼或双边栝楼的干燥成熟种子。

【炮制方法】

1. 瓜蒌子　取原药材，除去杂质及干瘪种子，洗净，干燥。用时捣碎。

2. 炒瓜蒌子　取净瓜蒌子置锅内，用文火加热，炒至鼓起，带焦斑时，取出放凉，除净药屑。用时捣碎。

3. 瓜蒌子霜　取净瓜蒌子仁，串轧成泥状，用多层草纸包裹，加热并压榨去油，待草纸吸满油后，换下油纸，再串轧，再包裹，再加热压榨，再换草纸，如此反复多次，至换下来的草纸不显油痕，瓜蒌子呈松散粉末，不再粘结成饼为度，取出，研散，即得。

【成品性状】　瓜蒌子呈扁平椭圆形，表面浅棕色至棕褐色，种仁外被灰绿色薄膜，内为黄白色，富油性，气微，味淡。炒瓜蒌子微黄色，带焦斑。瓜蒌子霜为松散粉末，黄白色。

【炮制作用】　瓜蒌子味甘，性寒，归肺、胃、大肠经，能润肺化痰，润肠通便。生瓜蒌子润肺化痰，润肠通便。炒瓜蒌子寒性减弱，擅于润肺化痰。瓜蒌子霜滑肠作用显著减弱，适用于脾虚患者。

【贮藏】　贮干燥容器内，瓜蒌子霜密闭，置阴凉干燥处，防霉，防蛀。

第三节　提净法

提净法是使某些矿物药，经过溶解、过滤、静置或加热，重新析出精制结晶体的一类操作。

芒　硝

【处方用名】　芒硝。

【来源】　本品为硫酸盐类矿物芒硝族芒硝，经加工精制而成的结晶体。主含含水硫酸钠（$Na_2SO_4 \cdot 10H_2O$）。

【炮制方法】　取鲜萝卜洗净切成片，置锅中，加适量水煮透，至萝卜片易于掐断时，投入芒硝武火共煮，待芒硝全部溶解后，取出萝卜片，滤去杂质。滤液置适宜容器内，并在容器内竖立干净的稻草若干根，静置，待冷后，逐渐析出芒硝结晶，捞出结晶。汁液经加热浓缩，放冷再结晶，至不能析出结晶为止。析出的结晶，置避风处晾干表面水分后，及时装罐贮藏［本品含硫酸钠（Na_2SO_4）不得少于99.0%］。每净芒硝100kg，用萝卜10kg。

【操作注意】

1. 芒硝析出结晶的最佳温度为2℃~4℃，故秋末冬初季节提净芒硝时，结晶析出率高。

2. 为利于析出的结晶附着，可在容器内竖干净稻草等供附着物。

【成品性状】　芒硝为无色透明或半透明的棱柱状、长条形及不规则的结晶，质脆易碎，断面显玻璃样光泽，无臭，味苦、咸。

【炮制作用】　芒硝味咸、苦，性寒，归胃、大肠经，能泻热通便，润燥软坚，清火消肿。重新结晶后，使之纯净。与萝卜共煮，缓和咸寒之性，增强其消导降气之功。

【贮藏】　贮干燥容器内，密闭，置阴凉干燥处。应在30℃以下贮藏，防风化。

玄　明　粉

【处方用名】　玄明粉、风化硝。

【来源】　本品为芒硝经风化干燥制得。主含硫酸钠（Na_2SO_4）。

【炮制方法】　取精制后的芒硝结晶，用草纸包裹，悬挂于阴凉通风干燥处，俟其风化，失去结晶水，至全部成洁白色粉末［含硫酸钠（Na_2SO_4）不得少于99.0%］。

【成品性状】　玄明粉为白色粉末，无臭，味咸，有吸湿性。

【炮制作用】　玄明粉味咸、苦，性寒，归胃、大肠经，具有泻热通便，润燥软坚，清火消肿的功效。其性较芒硝缓和。

【贮藏】　贮干燥容器内，密闭，置阴凉干燥处，防潮。

硇　砂

【处方用名】　硇砂、醋硇砂。

【来源】　本品为氯化物类卤砂族矿物卤砂（硇砂）或紫色石盐（紫硇砂）的晶体。前者称白硇砂，主含氯化铵；后者称紫硇砂，主含氯化钠。

【炮制方法】

1. 硇砂　取原药材，去除杂质，砸成小块。

2. 醋硇砂　取净硇砂块，捣碎，研细，置沸水中溶化，过滤，再将滤液倒入搪瓷盆中，加入米醋。将盆放水锅内，隔水加热蒸发，随时捞取液面上析出的霜样结晶，直至无结晶析出为止，干燥；或将上法滤过获得的清液置锅中，加入适量米醋，加热蒸发至干，取出。每净硇砂 100kg，用醋 50kg。

【成品性状】　白硇砂为不规则碎块状晶体，表面灰白色或暗白色，稍有光泽，质重而脆，具土腥气，味咸苦而刺舌。紫硇砂多呈立方形或不定形，有棱角，凹凸不平，表面暗红色或紫红色，质重，臭气浓，味咸。醋硇砂为灰白色或微带黄色的粉末，味咸、苦。

【炮制作用】　硇砂味咸、苦、辛，性温，有毒，归肝、脾、胃经，能消积软坚，破瘀散结。生硇砂具腐蚀性，忌内服，只作外用。醋硇砂毒性降低，可供内服。

【贮藏】　贮干燥容器内，密闭。置通风干燥处，防潮。

第四节　水飞法

水飞法是将不溶于水的矿物、贝壳类药物研磨成细粉后，利用粗细粉末在水中悬浮性的不同，来分离、倾取极细粉的一类操作，如朱砂、炉甘石、雄黄、滑石、珍珠等药物制取极细粉，用水飞法，能使其纯净、细腻，利于内服吸收和减少外用时的刺激。

水飞的药物如大量制粉，可用球磨机（图 9-1）制备。球磨机具有结构简单、使用方便、粉碎操作密闭、不易导致药物粉末飞扬等特点。

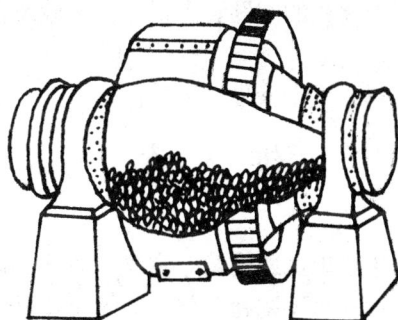

图 9-1　球磨机

球磨机球磨药物的基本操作：将待磨药物装入球磨罐中，装药量为罐容量的三分之一，以利于撞击和球磨；再将表面粗糙的瓷球装入，罐口垫上密封圈，盖好罐盖，并用螺栓旋紧。球磨时，球磨机以每分钟 50 转的转速旋转。药物经瓷球的撞击和瓷球与罐壁、瓷球与瓷球之间的研磨，50 小时左右即被磨成细粉。

朱　砂

【处方用名】　朱砂粉。

【来源】　本品为硫化物类矿物辰砂族辰砂。主含硫化汞（HgS）。

【炮制方法】　朱砂粉　朱砂的水飞制粉，可分为 5 个步骤完成。

（1）去除杂质　取朱砂置乳钵内，用磁铁吸净含铁杂质。

（2）研磨成细粉　①干法研磨　研磨的细度，达到手捻感觉特别细腻，或将乳钵对光验视，粉末中无光泽闪烁的"无亮银星"的质量标准时，即可水飞。②湿法研磨　乳钵内加适量清水研磨成糊状，至手捻感觉特别细腻，或研至无声时，即可水飞。

（3）水飞　乳钵内加多量清水，充分搅拌，稍停，倾取混悬液。下沉的粗颗粒如上法再研磨，再注水，再搅拌，再倾取，如此反复多次，至不能再飞为止，弃去残渣。

（4）静止和沉淀　合并混悬液，静止 12 小时，使细粉完全沉淀，去除漂浮的杂质，倾去上面的清水，即得细粉浆液。

（5）干燥　滤去细粉浆液中的水分，晾干或在 40℃ 以下烘干，研散，及时收藏，即为"飞朱砂"[本品含硫化汞（HgS）不得少于 98.0%]。

【操作注意】　粉碎忌用铁制器具，并要注意温度。

【成品性状】　本品为朱红色极细粉末，手捻之无粒状物，磁铁吸之无铁末。无臭，无味。

【炮制作用】　朱砂味甘，性微寒，有毒，归心经，能清心镇惊，安神解毒。飞朱砂降低了游离汞和可溶性汞的含量，毒性降低，便于服用。朱砂内服外用均宜水飞。

朱砂主含硫化汞。动物急性和亚急性毒性实验证明，人工合成硫化汞，其毒性远远大于天然朱砂，水飞后仍不能减低其毒性，不可内服。天然朱砂经水飞后，可减少汞的吸收和蓄积，说明中医用天然朱砂水飞后使用，是有科学道理的。传统水飞法不适应大量生产。机械粉碎制得的细粉，尤其是用铁制球磨罐制得的细粉中，有害汞含量最高。为保证朱砂用药的安全和有效，需进一步研究朱砂大量生产中存在的问题。有报导，朱砂及含朱砂的中成药用流通蒸气灭菌，并不生成有毒的汞。

【贮藏】　贮干燥容器内，置通风干燥处，防尘。

雄　黄

【处方用名】　雄黄粉。

【来源】　本品为硫化物类矿物雄黄族雄黄。主含二硫化二砷（As_2S_2）。

【炮制方法】　雄黄粉　雄黄的水飞制粉，可分为 5 个步骤完成。

（1）去除杂质　取雄黄除去杂质，置乳钵内。

（2）研磨成细粉　乳钵内加适量清水研磨成糊状，至手捻感觉特别细腻，或研至无声时，进行水飞。

（3）水飞　乳钵内加多量清水，充分搅拌，稍停，倾取混悬液。下沉的粗颗粒如上法再研磨，再注水，再搅拌，再倾取，如此反复多次，至不能再飞为止，弃去残渣。

（4）静止和沉淀　合并混悬液，静止 12 小时，使细粉完全沉淀，倾去上面的清水，即得细粉浆液。

（5）干燥　滤去细粉浆液中的水分，干燥，研散，及时收藏，即得雄黄粉[本品含二硫化二砷（As_2S_2）不得少于 90.0%]。

【操作注意】　粉碎忌用铁制器具，并要注意温度。

【成品性状】　本品为橙黄色或淡黄色极细粉，质重，手触之易被染成橙黄色，气特异而刺鼻，味淡。

【炮制作用】　雄黄味辛，性温，有毒，归肝、大肠经，能解毒杀虫，燥湿祛痰，截疟。生雄黄有毒，净选和水飞可使雄黄的毒性降低。外用解毒杀虫。内服宜慎，燥湿祛痰，截疟。

中病即止。不入汤剂。

据研究，雄黄来源复杂，原药材质量差异较大，并常与砒石、雌黄、铅石等有毒矿石共存。因此，净选是降低雄黄毒性的重要步骤。净选后可除去含三氧化二砷较高的杂质，使三氧化二砷含量降低约30％。干研法制备雄黄粉不能减少其三氧化二砷含量，而水飞法可显著降低三氧化二砷含量，除去三氧化二砷的效果同用水量及水温有规律性关系。在其他条件一致的情况下，用水量愈大，水温愈高（90℃以下），成品中三氧化二砷含量越低。最佳用水量为1∶300。但水飞法工作效率低。

【贮藏】　贮干燥容器内，密闭，置阴凉干燥处。雄黄应按毒性中药由专人管理。

滑　石

【处方用名】　滑石、滑石粉。

【来源】　本品为硅酸盐类滑石族矿物滑石。

【炮制方法】

1. 滑石　取原药材，除去杂石，洗净，干燥，捣碎。

2. 滑石粉

（1）取净滑石碎块碾成细粉；或用球磨机磨成细粉。

（2）取净滑石粗粉加入多量清水，搅拌，稍停，倾取混悬液，弃去残渣。合并混悬液，静止12小时，使细粉完全沉淀，倾去上面的清水，沉淀后的细粉浆液，滤去水分，干燥，研散，及时收藏，即得"飞滑石粉"。

【成品性状】　本品为白色或类白色，微细、无沙性的粉末，手摸有滑腻感，无臭，无味。

【炮制作用】　滑石味甘、淡，性寒，归膀胱、肺、胃经，能利水通淋，清热解暑，收湿敛疮。飞滑石既细腻又纯净，便于内服或外用。

【贮藏】　贮干燥容器内，置通风干燥处，防尘。

复习思考题

1. 试述煨肉豆蔻、巴豆霜、西瓜霜、芒硝、玄明粉、朱砂粉（飞朱砂）等6种炮制品的操作方法、质量要求、操作注意及炮制作用。

2. 举例说明应用"指甲刻划法"和"无亮银星"法检视炮制品质量的药物及手法与技巧。

3. 巴豆霜、千金子霜中的脂肪油含量，芒硝、玄明粉中的硫酸钠含量，朱砂粉（飞朱砂）中的硫化汞含量和雄黄粉（飞雄黄）中的二硫化二砷含量各是多少，才能符合《中国药典》规定的标准？

4. 简述肉豆蔻、诃子、木香、巴豆、千金子、朱砂、雄黄等的现代炮制研究。

5. 简述球磨机球磨药物的操作。

附篇　实验指导

中药炮制实验是炮制教学过程中不可缺少的重要环节，是理论联系实际的重要途径。实验中，通过各法代表性药物的炮制操作，要求学生掌握常用中药的炮制加工方法和各种操作技能，熟悉各炮制品的品质量规格标准和熟练的操作技能，并获得一定的操作经验。

实验内容有净选加工、饮片切制、清炒法、加辅料炒法、炙法、煅法、蒸法、煮法、燀法、复制法、发酵法、发芽法、煨法、制霜法、提净法和水飞法等内容。各法所列举的实验药物，各学校可根据具体条件灵活选用或增减。实验指导中增加了一些炮制品的现代实验以开拓学生的思路。

实验课时数总计为 48 学时，共 8 个实验。对于各法的实验学时数和次数，各校可根据具体情况，作适当调整。

为提高实验课的教学质量，要求做到：

1. 学生在每次实验前，必须预习实验指导，明确目的要求和实验内容，并结合教材中与实验有关的章、节内容，熟悉操作方法和要领，使理论与实践紧密结合。

2. 教师在带教中，要按"三严"（严肃的态度、严格的要求、严密的方法）的要求，来组织和指导学生实践，认真讲解操作方法和要领。实验完毕，师生要共同进行操作工艺和成品质量的评定，找出符合标准规格的炮制品，并总结实践经验和教训。在理论与实践的结合上下功夫。培养学生善于观察现象、发现问题、分析问题和解决问题的能力。

3. 学生操作时，要一丝不苟，严格遵守操作规程，并要细心观察，积极思考，分析比较，总结归纳，作好实验原始记录，最后写出实验报告。实验报告要重点报告实验药物的操作工艺和要领、辅料的处理和用量、成品性状的变化、炮制品规格标准和判断方法等。报告的最后，可书写实验中存在的问题、原因和解决的办法、体会或建议等。

学生在进行实验时必须遵守实验室规则：

1. 学生在实验室内必须保持安静、严肃，不得高声喧哗、嬉笑和做与该实验无关的事情。

2. 学生要服从带教教师的分配和指导，要树立高度的责任感和严肃的科学态度。操作中，要一丝不苟，严格遵守操作规程，并要防止药物相互间的混淆。如出现问题，应及时向带教教师请示和汇报，不得擅自处理，以保证药物质量。要爱惜药物，杜绝丢失和浪费现象。

3. 爱护工具、设备和仪器。使用完毕，要处理干净，放回原处。如有损坏，应及时向带教教师汇报，并按各学校规定处理。

4. 保持实验室内整齐清洁，注意安全，严防发生事故。实验完毕，将工作台面清扫干净，熄灭火源。值日生将室内清扫干净，用具放置整齐，方能离开实验室。带教教师负责全面督促和检查。

其他未尽事宜，各学校可作补充规定。

实验一　净选加工

本实验时间为 5 学时。一般结合视听教材分次进行实验。某些加工方法，亦可结合其他炮制方法进行。

一、目的要求

通过各法代表性药物的净制达到以下目的：

1. 掌握枸杞子等 25 种常用中药的净选加工方法和质量要求。
2. 会运用杂质检查法，计算出净药材中的杂质含量。
3. 会用"口尝法"检视昆布炮制品的质量规格。
4. 掌握簸箕、药筛、药匾（颠法）等的使用技能。
5. 会使用筛药机和风选机械净制药材。

二、实验准备

1. 药材　①清除杂质　枸杞子、花椒、菊花、荆芥段、槐花（米）、白茅根、桑叶、牡蛎、昆布、盐苁蓉；②除去非药用部位　草果、金樱子、枇杷叶、斑蝥、乌梢蛇；③分离不同药用部位　麻黄、莲子（莲子肉及莲子心）、山楂、乌梅、山茱萸；④其他加工　炒苍耳子、大腹皮、艾叶、麻黄（绒）。

2. 器具　药筛、箩、簸箕、笊篱、瓷盆、小刀、锤子、刷子、捣筒、铁碾船、振荡式筛药机等。

三、实验方法及操作要领

选择各法代表性药物，按教材中所述操作方法和规格标准进行。对于药筛、簸箕等的使用技能，要专门训练。教师可先作示范性操作，讲解要领后，再分组让学生实践。有的操作方法，可集体或结合其他炮制方法进行。有条件者，可去药厂参观或见习。

在进行洗、去心、去核等操作中，要注意药物洗润的"水头"，不可"伤水"。净选加工后的药物，应符合药用净度标准和进一步炮制需要的要求。实践中要做好防尘和劳动保护工作。加工有毒药物，要严防中毒，并执行《关于医疗用毒药、限制性剧药管理规定》。

用振荡式筛药机筛选药物。

四、复习思考题

1. 试述所净选加工药物的操作要领、质量标准及炮制作用。
2. 分别说出实验中各种药物的炮制方法。

实验二　饮片切制

本实验时间为 4 学时。一般集中进行实验。

一、目的要求

通过观看视听教材，去饮片加工厂参观、见习，或小量手工切片实践，达到以下目的：

1. 掌握益母草、丹参、北沙参、白术、槟榔、桔梗、川芎、玄参、荷叶、党参、香橼、丝瓜络、苏木、降香等 14 种药材的软化处理操作及质量要求。

2. 学会检查药材软化中的"下色"、"伤水"和"水头"。

3. 掌握饮片片型及规格的鉴别技能。

4. 学会运用自然干燥法进行湿饮片的干燥。

5. 学会使用洗药机淋洗药材、机械软化药材、切药机和手工切药刀切制饮片、干燥机干燥饮片等技能。

6. 学会用药匾摊撒饮片。

7. 学会应用净药材质量指标、药材软化质量指标、切制后的饮片质量指标和饮片干燥后的质量指标，对切制饮片的全过程进行检查，并计算出结果。

通过槟榔浸泡前后槟榔碱的含量测定的实践，达到以下目的：

1. 理解槟榔碱的含量测定技术。

2. 根据槟榔成分的损失，说出浸泡对饮片质量的影响及"少泡多润"的意义。

二、实验准备

所需药材以视听教材为主，各学校可根据具体条件自行安排。

三、饮片切制

一般应用视听教材或去饮片加工厂参观见习等进行实践。

四、槟榔浸泡前后槟榔碱的含量测定

（一）实验器材及药品

分析天平、锥形瓶、分液漏斗、漏斗、烧杯、滴定管、水浴锅；乙醚、氨试液、无水硫酸钠、滑石粉、硫酸滴定液、甲基红指示剂、氢氧化钠滴定液、蒸馏水。

（二）实验方法

1. 样品的制备　①生槟榔　取净槟榔，低温干燥，粉碎。②槟榔片　取浸泡软化后的净槟榔片，低温干燥，粉碎。

2. 槟榔碱的含量测定　取各样品粗粉 8g，精密称定，置具塞锥形瓶中，加乙醚 80ml，振摇后加氨试液 4ml，振摇 10 分钟，加无水硫酸钠 10g，振摇 5 分钟，静置俟沉淀，分取乙醚液，置分液漏斗中，残渣用乙醚洗涤 3 次，每次 10ml，合并乙醚液，加滑石粉 0.5g，振摇 3 分钟，加水 2.5ml，振摇 3 分钟，静置，至上层醚液澄清时，分取醚液，水层用少量乙醚洗涤，合并醚液，低温蒸发至约 20ml，移置分液漏斗中，精密加入硫酸滴定液（0.01mol/L）20ml，振摇提取，静置俟分层，分取醚层，醚层用水振摇洗涤 3 次，每次 5ml，合并洗液与酸液，滤过，滤器用水洗涤，合并洗液与酸液，加甲基红指示液数滴，用氢氧化钠滴液（0.02mol/L）滴定。每 1ml 硫酸滴定液（0.01mol/L）相当于 3.104mg 的槟榔碱（$C_8H_{13}NO_2$）。

（三）注意事项

1. 萃取时出现乳化层不易分层时，可用玻璃棒搅拌使其分层。
2. 滴定时要注意观察，由红色变为黄色时，即为滴定终点。

五、复习思考题

1. 试述所切制饮片的操作要领及片型规格。
2. 切制后的药物各用何种方法进行软化？其柔软程度的判断检查用何种方法与技巧？
3. 用槟榔浸泡实验，说明药材软化中要"少泡多润"的意义。

实验三　清炒法

本实验时间为 11 学时，分次或集中进行实验均可。

一、目的要求

通过各法代表性药物的炒制，达到以下目的：
1. 熟练掌握炒麦芽等 15 种炮制品的手工操作技术、质量要求和操作注意。
2. 熟练掌握"手掌控制火候法"在炒黄、炒焦、炒炭中的使用技巧。
3. 熟练掌握"炒后不易显露出黄色"和"花、叶类炭药"的质量标准规律，以及"手捻法"和"掰断法"使用技巧及适用的炮制品。
4. 用炮制品实例，说出常见火候与温度之间、加热温度与炮制品质量之间的关系；说出炒黄、炒焦、炒炭的程度要求。
5. 会使用滚筒式炒药机。

二、实验准备

1. 药材　①炒黄　麦芽、槐米、莱菔子、牛蒡子、牵牛子、王不留行；②炒焦　山楂、麦芽；③炒炭　地榆、荆芥、白茅根、槐米、艾叶、侧柏叶、蒲黄。
2. 器具　铁锅、可燃物、药铲、小笤帚、簸箕、竹匾、瓷盆；煅炭还需一较小口径的铁锅、盐泥、白纸条或大米粒等。

三、实验方法及操作要领

槐米等 15 种药物，分别按教材中所述的炮制方法、质量要求及规格标准进行。教师先做各法示范性操作，讲解要领后，再分组让学生实践。煅炭操作可集体进行。有条件者，可去药厂参观见习机械炒制药物。药物炒好后，师生共同总结经验和进行成品质量评定，找出标准规格。

操作前，先将药物净选干净。

操作时，要严格控制加热火候和时间。一般炒黄多用"文火"，加热时间较短；但炒王不留行则须用"武火"。炒焦多用文武火（中火），为促使药物内部变色，加热时间稍长。炒炭多用"武火"，为促使药物表面炭化，内部变成焦黄或焦褐色，加热时间宜长；但对花、花粉、叶及薄片类药物，炒炭时一般可用"中火"，亦或用"文火"，以保证成品炭化、存性。炒法还常用"手掌控制火候法"控制锅温。该法必须反复实践和体验，才能掌握。炒制中，锅内的药物要勤加搅拌和翻动，使其均匀受热，避免"生熟不匀"；还要密切观察药物受热过程中的性状变化，如形态、声响、色泽和嗅味等，待符合规格标准后，迅即出锅，并摊开凉透，除净药屑。另外，对炒焦中的某些受热较重、焦化面较大的药物，如山楂等，出锅时须喷淋清水；炒炭中，若药物出现火星较多和炒好出锅时，均应喷淋清水，并要完全冷却和晾干，再贮存于耐火容器内。

四、复习思考题

1. 试述所炒制药物的操作要领、质量规格、成品性状及炮制作用。
2. 如何才能将炒黄、炒焦、炒炭的药物炒至适中？分别举例说明。
3. 炒制中，你用什么方法来控制火候？效果如何？举例说明。
4. 你在药物炒炭过程中，是如何控制成品"存性"的？举例说明。
5. 试用实验药物炒制后的形、质、色、味、声等性状变化特征，总结出炒黄、炒焦和炒炭的质量规格标准。
6. 实验中，你炒制的药物质量规格如何？如出现"太过"或"不及"，原因何在？

实验四　加辅料炒法

本实验时间为 9 学时，分次或集中进行实验均可。

一、目的要求

通过各法代表性药物的炒制，达到以下目的：

1. 熟练掌握麸炒苍术等 17 种炮制品的操作技术、质量要求和操作注意。
2. 熟练掌握"麦麸控制火候法"、"伏龙肝控制火候法"、"河沙控制火候法"、"蛤粉控制火候法"、"滑石粉控制火候法"、"炒烫预试火候法"在麸炒、土炒、沙炒（烫）、蛤粉炒（烫）和滑石粉炒（烫）等中的使用技巧。

3. 熟练掌握麦麸、大米、伏龙肝、河沙、蛤粉、滑石粉等辅料的质量要求、处理方法及用量。

4. 熟练掌握"麸炒色白和易于赋色饮片"的质量标准规律、"糯米检视质量规格法"、"焦麦麸色泽检视质量规格法"。

5. 熟练掌握"手捻法"、"掰断法"、"砸开法"、"手捏法"的使用技巧及适用的炮制品。

6. 会用滚筒式炒药机。

二、实验准备

1. 药材　①麸炒　苍术、枳壳、薏苡仁、僵蚕、山药；②米炒　斑蝥、党参；③土炒山药、白术；④沙炒（烫）　鳖甲、穿山甲、骨碎补、马钱子；⑤蛤粉炒（烫）　阿胶；⑥滑石粉炒（烫）　鱼鳔胶、刺猬皮、水蛭。

2. 辅料　麦麸、大米、伏龙肝、河沙、蛤粉、滑石粉、米醋。

3. 器具　铁锅、可燃物、药铲、小眼笊篱、铁丝筛、簸箕、药筛、竹圐、小笤帚、台称、瓷盆、布袋等。

三、实验方法及操作要领

苍术等17种药物，分别按教材中所述炮制方法、质量要求及规格标准进行。教师先做各法示范性操作，讲解要领后，再分组让学生实践。米炒、土炒的操作可集体进行。药物炒好后，师生共同总结经验和进行成品质量评定，找出标准规格。

操作前，先将药物净选干净。有的须切成或砸成小块。大小不匀的要"分档"。麦麸要罗去面粉及细麸。伏龙肝碾成细粉过罗。河沙筛去粗粒及土粉，选取颗粒均匀者，洗净，干燥；沙烫后需醋淬的药物，准备好米醋。

操作时，要严格控制火候。一般麸炒、米炒和沙炒（烫）多用"武火"或"中火"；土炒、蛤粉炒（烫）和滑石粉炒（烫）用"中火"。为确保药物质量，烫炒前要运用火候控制技巧。如传热介质过热，可添加适量冷的辅料，调节至适宜温度。土炒的火候，则应使药物表面易于挂上土粉，且不显焦糊为宜，要避免形成"土烫"。烫炒中的药物，要勤加翻动和搅拌，并要密切检视药物在辅料中被熏制或烫制的性状变化特征。烫炒至符合规格标准后，要迅即出锅，筛除辅料。有的要趁热浸入米醋中淬之，如穿山甲、鳖甲等。对于麸炒的药物，出锅后，如果发现熏制的色泽稍浅时，可暂不筛去焦麸，将药物和焦麸堆积在一起，用焦麸的余烟继续熏制，至符合规格标准，再筛除焦麸。骨碎补、马钱子放凉后，尚需去净毛。

关于辅料的使用次数，麦麸和大米只使用一次；伏龙肝通常也只使用一次；河沙、蛤粉和滑石粉可反复使用，但须除净残留在其中的杂质和药物碎屑。蛤粉、滑石粉如果色泽变为灰暗，则需更换。河沙炒烫过有毒性的药物，不可再炒烫其他药物。

烫炒过的斑蝥、马钱子，应执行《关于医疗用毒药、限制性剧药管理规定》。

四、复习思考题

1. 试述所炒制药物的操作要领、质量规格、成品性状及炮制作用。

2. 试述所用固体辅料的处理方法、一般常用量及炮制药物时的作用。

3. 举例说明药物炒制前的"分档"处理与成品质量的关系。

4. 炒制中，你用什么方法来控制火候？效果如何？举例说明。

5. 实验中，你炒制的药物质量规格如何？如出现"太过"或"不及"，原因何在？

实验五 炙 法

本实验时间为 9 学时，一般分次进行实验。

一、目的要求

通过各法代表性药物的炒炙，达到以下目的：

1. 熟练掌握酒白芍等 15 种炮制品的操作技术、质量要求和操作注意。

2. 熟练掌握食盐、生姜（或干姜）、蜂蜜、羊脂等辅料的质量要求、处理方法及用量。

3. 熟练掌握"先炒药后喷洒辅料操作"的技巧。

4. 会用"手握法"检视蜜炙品质量。

二、实验准备

1. 药物 ①酒炙 白芍、大黄；②醋炙 香附、乳香、芫花；③盐炙 小茴香、知母、车前子、杜仲；④姜炙 厚朴、草果；⑤蜜炙 黄芪、麻黄、百合；⑥羊脂油炙 淫羊藿。

2. 辅料 黄酒、米醋、食盐、生姜、蜂蜜、羊脂。

3. 器具 铁锅、可燃物、药铲、小笤帚、瓷盆、簸箕、药筛、竹圈、台称、量筒等。

三、实验方法及操作要领

白芍等 15 种药物，分别按教材中所述炮制方法、质量要求及规格标准进行。教师先做各法示范性操作，讲解要领后，再分组让学生实践。药物炒好后，师生共同总结经验和进行成品质量评定，找出标准规格。

操作前，先将所用器具洗涤干净。再将药物净选干净。如果药物大小不一，就要分档，如白芍、大黄、香附、黄芪等；粘结成团者，应砸开成小块，如乳香。还要将所用辅料准备好。食盐用适量开水溶化后，过滤取澄清液。生姜按教材方法制取姜汁。蜂蜜一般炼至接近炼蜜的标准，再加适量开水稀释。羊脂切碎，加热熬炼，去渣取油。如采用先拌辅料后炒炙的方法，则需将药物提前用定量辅料拌匀，润闷吸尽后再炒炙。但乳香、车前子、百合等，则需要应用先炒药后喷洒辅料的方法。

操作时，要严格控制火候。一般用文火加热，炒炙时间应稍长，防止成品焦化。勤加翻动和搅拌。喷洒辅料时要均匀。要密切检视药物炒炙中的性状变化特征。待符合规格标准后，迅即出锅，摊晾，凉透后除净药屑，及时贮存。

四、复习思考题

1. 试述所炙药物的操作要领、质量规格、成品性状及炮制作用。

2. 试述所用液体辅料的处理方法、一般常用量及炮制药物时的作用。

3. 试用实验药物，说明两种加辅料炒法的操作要领及适用药物的类别。

4. 比较炙法与加辅料炒法在方法、加热火候和时间以及规格标准等方面的异同点。

5. 实验中，你炒炙的药物质量规格如何？如出现"太过"或"不及"，原因何在？

实验六　煅　　法

本实验时间为 2 学时。因实验需时较长，可集中进行实验；亦可与其他实验结合，交叉进行。

一、目的要求

通过各法代表性药物的煅制，达到以下目的：

1. 熟练掌握枯矾等 8 种炮制品的操作技术、质量要求和操作注意。

2. 熟练掌握煅至"微微发红"的贝壳类中药和煅至"通体红透"的矿物类中药煅至适中的质量标准规律。

3. 掌握米醋、黄酒作淬液时的用量。

4. 会使用反射炉（反火炉）。

二、实验准备

1. 药物　①明煅　白矾、石决明、龙骨；②煅淬　磁石、自然铜、阳起石、炉甘石；③焖煅　棕榈。

2. 辅料　米醋、黄酒、清水。

3. 器具　铁锅、耐火容器、可燃物、夹钳、瓷盆，煅炭还须一较小口径的铁锅、盐泥、白纸条或大米粒等。

三、实验方法及操作要领

白矾等 8 种药物，分别按教材中所述的炮制方法、质量要求及规格标准进行。师生共同操作，教师要边实验、边讲解操作要领。药物煅好后，师生共同总结经验和进行成品质量评定，找出标准规格。

操作前，先将药物净选干净。有的须刷净或洗净、晒干，如石决明、龙骨、磁石等。大小不匀的要"分档"。用耐火容器煅者，应打成均匀小块。按教材所述备好所用辅料。将炉火生好，待火焰旺盛无烟时备用。

煅制时，要严格控制火候。一般用"武火"。明煅药物宜一次煅透，如白矾、石决明、龙骨等。有些药物，如贝壳类的石决明等，煅烧时间不宜过长，以免煅过，失去"存性"。煅烧易爆溅的药物，如紫石英等，可在容器上加盖。煅淬药物需要反复煅淬几次。需浸淬的药物，要趁热投入辅料中，浸淬数分钟后，取出，干燥，如此反复几次。但炉甘石煅后投入水中，应水飞制取极细粉，干燥，研散。

煅制后的药物，入汤剂时，应碾成粗末。

煅炭时，锅内装药量不宜过多、过紧。在煅烧中如有大量气体和浓烟从两锅结合处喷出时，应及时用盐泥或细沙堵封。煅烧至贴附于盖锅上的白纸显焦黄色，或放于锅脐上的大米呈深黄色时，应及时离火，待完全冷却后，再打开盖锅，取出成品。

四、复习思考题

1. 试述所煅药物的操作要领、质量规格、成品性状及炮制作用。

2. 你在操作中，是如保保证药物"煅存性"的?

实验七 蒸法、煮法、燀法、复制法、发酵法、发芽法

本实验时间为 4 学时。因实验需时较长，可集中进行实验；亦可与其他实验结合，交叉进行。

一、目的要求

通过各法代表性药物的炮制，达到以下目的:

1. 熟练掌握黄芩等 20 种炮制品的操作技术、辅料用量、质量要求及操作注意。

2. 熟练掌握"九蒸九晒法"、"口尝法"和"漂天南星显示腐烂现象即将发生的标志"等质量规格的检视技巧。

通过生半夏与清半夏刺激性试验比较，达到以下目的:

1. 学会用"口尝法"检视清半夏质量规格要求。

2. 理解半夏复制的临床意义。

二、实验准备

(一) 炮制药材及所用器具

1. 炮制药材 ①蒸法 黄芩、桑螵蛸、地黄、五味子、何首乌、藤黄；②煮法 草乌、川乌、巴戟天、硫黄；③燀法 苦杏仁；④复制法 半夏、天南星、白附子、淡附片；⑤发酵法 淡豆豉；⑥发芽法 大豆黄卷、谷芽。

2. 辅料 黄酒、米醋、黑豆、豆腐、甘草、白矾、生姜、桑叶、青蒿等。

3. 器具 铁锅或铝锅、蒸笼（蒸罐）、可燃物、瓷盆、小刀、竹匾、簸箕、罗、笊篱、炊帚、搓皮板、台秤、量筒、能排水的容器等。

(二) 样品制备、实验器材及药品

1. 样品制备 ①生半夏 取净半夏，干燥。②清半夏 取净半夏，按复制法制备，干燥。

2. 实验器材及药品 烧杯、量杯、乳钵、滴管、兔盒、洗瓶、200 目筛、家兔、生理盐水等。

三、实验方法

（一）黄芩等 20 种药物的炮制方法

黄芩等 20 种药物，分别按教材中所述炮制方法及规格标准进行。一般是师生共同操作，教师要边实验，边讲解操作要领。药物制好后，师生共同总结经验和进行成品质量评定，找出标准规格。

操作前，先将各药物净选干净。将清蒸药物装入蒸笼内。酒蒸、醋蒸、黑豆汁蒸前，先将定量辅料拌入，待吸收，装入蒸笼内。若用蒸罐，可将定量辅料和药物拌匀，装入罐内，封口密闭。甘草、黑豆、桑叶、青蒿加水煎煮，过滤取汁。生姜、豆腐切成片，或将豆腐中间挖槽，放入药物，再用豆腐覆盖。燀法先将冷水烧开。

操作时，要严格控制火候和加热时间。清蒸和笼屉蒸一般先用"武火"，待"圆气"后，改用"文火"。罐蒸一般先用"文火"，后改用"武火"，防止罐中内压过高，冲开封口。笼蒸时间不可过久，防止因"上水"难于干燥。黄芩蒸后要趁热切片。罐蒸时，所剩余的汁液要全部拌入制品中。煮法宜用"文火"，使辅料慢慢被吸收和煮透。煮制有毒性药物的辅料和母液应弃去，并执行《关于医疗用毒药、限制性剧药管理规定》。燀制时，要严格控制水量、温度和时间。苦杏仁要选择晴天燀制，当天晒干。发酵法、发芽法要选择适宜的季节，并要满足发酵和发芽的必备条件。淡豆豉发酵时，要严防其他杂菌孳生。大豆黄卷、谷芽发芽时，要选择成熟饱满的果实；或检查其发芽率；要防止发热霉烂；严格控制芽的长度，并及时阴干（忌晒干）。

（二）半夏炮制前后刺激性的实验

1. "口尝法"实验　取清半夏少许，放于舌尖前 1/3 处，咀嚼 1 分钟，观察麻辣感出现的时间和消失的时间。再以同样方法比较生半夏的麻辣感。微有麻辣感的标准是指取药材 100～150mg，放于舌前 1/3 处，在口内咀嚼 1 分钟，约经 2～3 分钟出现麻辣感，持续 20～30 分钟逐渐消失。

2. 动物刺激性实验　取生半夏和清半夏粉末（200 目）各 2g，分别用生理盐水研磨，使成 20% 的混悬液。选取体重 2～4kg 且双眼无红肿、无溃疡的家兔，置兔盒内固定后，提起上、下眼睑，使成三角形，左右两眼分别滴入生半夏混悬液和清半夏混悬液各 0.2ml，轻轻合闭上、下眼睑，注意不要使药液溢出，使药液与整个眼结膜充分接触，4 分钟后，立即用 40ml 生理盐水冲洗，1 小时后比较眼结膜的变化情况。根据下列划分标准进行记录："＋"仅于上眼睑或下眼睑或上下眼睑出现小水泡。"＋＋"水泡较大，更为明显。"＋＋＋"上下眼睑结膜有明显水肿，眼睑轻度外翻。"－"上、下眼睑与未实验前一样，无明显变化。

根据实验结果，比较生半夏和清半夏的刺激性大小。

3. 注意事项　兔眼实验时，药液在滴入两眼前要充分混匀；眼结膜中的药粉，用生理盐水冲洗时，各组所用生理盐水应尽量一致，以便于实验结果的比较。

四、复习思考题

1. 试述所制药物的操作要领、质量规格、成品性状及炮制作用。
2. 通过半夏炮制前后刺激性变化的实验，说明有毒药物复制在临床治疗中的意义。

实验八 其他制法

本实验时间为 4 学时。某些制法可与其他实验结合,交叉进行。

一、目的要求

通过各法代表性药物的炮制,达到以下目的:
1. 熟练掌握煨肉豆蔻等 6 种炮制品的操作技术、质量要求和操作注意。
2. 熟练掌握"指甲刻划法"检视煨肉豆蔻的质量和观察"无亮银星"检视朱砂研细的技巧。

二、实验准备

1. 药材 ①煨法 肉豆蔻;②制霜法 巴豆、西瓜霜;③提净法 芒硝(附风化硝);
④水飞法 朱砂。
2. 辅料 面粉、草纸、滑石粉、西瓜、芒硝、陶罐、萝卜等。
3. 器具 铁锅、药铲、笊篱、盆、铁碾船、压榨器、纱布、稻草、乳钵、药筛等。

三、操作方法及操作要领

肉豆蔻等 6 种药物,分别按教材中所述的炮制方法、质量要求及规格标准进行。教师进行煨法的示范性操作,讲解要领后,再分组让学生实践。其余方法,师生共同操作。药物制好后,师生共同总结经验和进行成品质量评定,找出标准规格。

操作前,先将药物净选干净。需裹煨的药物用和好的面粉,或浸湿的草纸逐个包裹,厚度约 0.4cm,晾至半干后备用。巴豆去皮取仁。萝卜切成薄片。朱砂用吸铁石吸净铁屑。

煨制时,将包裹后的肉豆蔻,投入用文火加热的滑石粉中,在较长时间受热,煨至面皮呈焦黄色或草纸带黑色斑块,嗅到浓郁的辛香气味时,出锅。

巴豆制霜时,要反复碾压、换纸和加热,直至不再粘结成饼,呈松散的粉末为度。达到《药典》规定标准。还要将所用器具洗刷干净,换下的纸烧掉。结束后,用冷水洗涤身体裸露部件。应执行《关于医疗用毒药、限制性剧药管理规定》。西瓜切成碎块,装至罐容量的4/5,以免汁液外溢。罐口要封严、扎紧。将罐悬挂阴凉通风处。

提净芒硝时,最佳温度是 2℃~4℃,故以秋末冬初提净为宜。为使结晶易于附着,应在盛滤液的容器内,放置干净的稻草,并置阴凉处。结晶捞出后,晾去外表水分,迅速密闭贮存。

朱砂水飞时,一般用湿法研磨。掌握好混悬液的水量和倾取混悬液的时间。稠膏干燥时,要防止尘物污染。用时研细。

四、复习思考题

1. 试述所制药物的操作要领、质量规格、成品性状及炮制作用。
2. 试述煨法、水飞法的操作要领。
3. 如何将巴豆制成霜?说出其操作注意及巴豆霜的含脂肪油量标准。

药 名 索 引

中等职业学校
中药炮制技术教学大纲（试行）

（中药专业用　68学时）

课程性质和任务

本课程是中等职业学校中药专业的一门专业课程。它的任务是：使学生具备高素质劳动者和中初级专门人才所必需的中药炮制的基本知识和基本技能；为学生进一步学习相关专业知识和职业技能，提高全面素质，增强适应职业变化的能力和继续学习的能力打下一定的基础。

课程教学目标

基本知识教学目标是：

1. 掌握中药炮制的目的、方法及各种炮制法操作要点；

2. 理解炮制对中药成分的影响、炮制辅料与炮制品质量要求；

3. 了解炮制品贮藏保管、炮制品有效成分含量测定方法。

4. 了解中药炮制简史及中药炮制学习方法。

能力目标是：

1. 熟练掌握炒法、炙法的操作技术；

2. 掌握净制、切制的操作；

3. 能进行煅法、蒸煮燀法、复制法、发酵发芽法及其他制法的操作；

4. 具有自学本课程的基本能力。

思想教育目标是：

1. 初步具备辩证思维能力。

2. 具有热爱专业、努力实践、实事求是的学风和创新意识、创新精神。

3. 加强职业道德意识，树立全心全意为人民服务的观念。

教学内容和要求

一、基础模块

（一）总论

1. 绪言

了解中药炮制的基本概念及中药炮制发展史五个阶段的主要特点；

了解中药炮制的学习方法。

2．中药炮制的目的及对药物的影响

掌握中药炮制的目的；

掌握炮制对中药药性和制药的影响；

理解炮制对中药化学成分的影响。

3．中药炮制的常用辅料

掌握常用炮制辅料的名称、用时处理和一般常用量；

理解常用炮制辅料的作用。

4．炮制品的质量管理

理解炮制品质量检查的主要内容和标准；

了解中药炮制的卫生管理、安全管理和生产质量管理；

了解炮制品的贮藏保管方法。

（二）各论

1．净选加工

理解净选加工的作用、标准及操作要点；

掌握 25 种常用中药的净选方法及质量要求；

掌握枸杞子、五味子、桃仁、山茱萸、女贞子、小茴香、穿山甲、草乌、酸枣仁、蒲黄等药物杂质限量的《中国药典》标准。

2．切制饮片

理解切制饮片的作用、质量规格、常用术语及操作要点；

掌握常用润制、切制工具设备的性能；

掌握饮片干燥的操作要点及场地管理；

掌握 14 种常用中药的切制方法及质量要求。

3．清炒法

理解清炒法的分类、作用、质量要求及操作要点；

掌握 15 种常用代表性中药的清炒方法、质量要求及炮制作用。

4．加辅料炒法

理解加辅料炒法的分类、作用、质量要求及操作要点；

掌握麦麸、伏龙肝、糯米、河沙、蛤粉、滑石粉等辅料的质量规格、处理方法、常用量及炮制作用；

掌握 17 种常用代表性中药的加辅料炒法、质量要求及炮制作用。

理解常用炒药机械的类型及性能。

5．炙法

理解炙法的分类、作用、质量要求及操作要点；

掌握黄酒、米醋、食盐、生姜、蜂蜜、羊脂等辅料的质量规格、制备方法、常用量及炮制作用；

掌握 15 种常用代表性中药的炙法、质量要求及炮制作用。

6. 煅法

理解煅法的分类、作用、质量要求及操作要点；

掌握煅淬法中米醋、黄酒的一般用量及炮制作用；

掌握 8 种常用代表性中药的煅法、质量要求及炮制作用。

7. 蒸法、煮法、焯法、复制法、发酵法、发芽法

理解蒸、煮、焯、复制、发酵、发芽的作用及操作要点；

掌握 20 种常用代表性中药的炮制方法、辅料、质量要求及炮制作用；

掌握苦杏仁炮制后苦杏仁苷的含量，川乌、草乌炮制后生物碱含量，谷芽发芽率等的《中国药典》标准。

8. 煨法、制霜法、提净法、水飞法

理解煨法、制霜、提净、水飞的作用及操作要点；

掌握 6 种常用代表性中药的炮制方法、辅料、质量要求及炮制作用；

掌握巴豆霜中脂肪油含量、芒硝和玄明粉中硫酸钠含量、朱砂中硫化汞含量的《中国药典》标准。

二、选用模块

（一）总论

1. 了解中药炮制发展简史。

2. 理解炮制对中药成分的影响。

（二）各论

1. 净选加工

了解药筛（竹筛）的规格及用途。

理解厚朴、枇杷叶、斑蝥、麻黄及麻黄绒等的现代炮制研究。

理解去毛机和风选机的性能。

2. 切制饮片

了解中药浸润方法、浸润机械的改革进展情况及饮片切制的研究进展情况。

了解中药水处理后，对所含水溶性成分的影响。

了解槟榔浸润的现代研究。

了解饮片切制机械设备的进展情况及改进后的性能特点。

了解饮片干燥机械设备的进展情况。

理解饮片包装材料、包装技术及包装设备。

3. 清炒法

了解常见"火候"与温度之间的关系。理解加热温度与炮制品质量的关系。

了解中药炮制烟气净化装置。

理解麦芽（炒黄、炒焦）、槐米、莱菔子、牛蒡子、王不留行、山楂、地榆、荆芥、艾叶、侧柏叶、蒲黄等的现代炮制研究。

4. 加辅料炒法

理解苍术、枳壳、斑蝥（米炒）、白术、鳖甲、马钱子、水蛭等的现代炮制研究。

5. 炙法

了解炒药机械改革的进展情况。

理解大黄、香附、芫花、杜仲、麻黄、淫羊藿等的现代炮制研究。

6. 煅法

理解反射炉的构造和原理。

理解白矾、磁石、自然铜、炉甘石、棕榈等的现代炮制研究。

了解煅白矾时所用的容器、加热方式、温度等煅制条件的研究情况。

7. 蒸法、煮法、燀法、复制法、发酵法、发芽法

了解机械设备在蒸、煮、燀法中的应用情况。

理解黄芩、地黄、五味子、何首乌、藤黄、草乌、川乌、硫黄、苦杏仁、半夏等的现代炮制研究。

8. 煨法、制霜法、提净法、水飞法

理解肉豆蔻、巴豆霜、芒硝、玄明粉、朱砂等的现代炮制研究。

理解拌制法操作。

三、实践性教学模块

（一）基本实验

1. 净选加工

（1）掌握 25 种常用代表性中药的炮制技术。

（2）掌握用"口尝法"检视昆布炮制品质量规格的技巧。

（3）掌握用簸箕去除药物杂质的技术。

（4）会使用振荡式筛药机净制药物。

2. 切制饮片

（1）掌握 14 种常用代表性中药的炮制技术。

（2）熟练掌握中药软化前和饮片干燥后的净制技术。

（3）掌握中药饮片的片型及规格的鉴别技能。

（4）会用切药机械切制中药饮片。

（5）掌握中药饮片的自然干燥技术。

（6）会用干燥机械干燥中药饮片。

3. 清炒法

（1）熟练掌握中药炒黄、炒焦、炒炭的手工操作技术。

（2）熟练掌握"手掌控制火候法"的技巧。

（3）熟练掌握花、叶类炭药的质量控制技巧。

（4）熟练掌握用"手捻法"、"掰断法"检视炮制品质量的技巧。

（5）熟练掌握中药清炒前和清炒后的净制技术。

4. 加辅料炒法

（1）熟练掌握中药的麸炒、米炒、土炒、沙炒（烫）、蛤粉炒（烫）、滑石粉炒（烫）的炮制技术。

（2）熟练掌握"麦麸控制火候法"、"伏龙肝控制火候法"、"河沙控制火候法"、"炒烫预试火候法"、"蛤粉控制火候法"、"滑石粉控制火候法"等技巧。

（3）熟练掌握"焦麦麸色泽"检视麸炒质量、"砸开法"检视制马钱子质量、"手捏法"检视阿胶珠质量的技巧。

（4）熟练掌握"麸炒色白和易于赋色饮片"的质量标准和"糯米检视质量规格法"的操作技巧。

（5）熟练掌握中药辅料炒前和辅料炒后的净制技术。

（6）掌握麦麸、伏龙肝、河沙、蛤壳、滑石等作辅料应用时的处理技术。

5. 炙法

（1）熟练掌握中药的酒炙、醋炙、盐炙、姜汁炙、蜜炙、羊脂油炙的炮制技术。

（2）熟练掌握"先炒药，后喷洒辅料法"的操作技巧。

（3）熟练掌握"拉扯法"检视盐杜仲（炭）质量的操作技巧。

（4）熟练掌握"手握法"检视蜜炙品质量标准的操作技巧。

（5）掌握食盐、生姜、蜂蜜、羊脂等作辅料应用时的处理技术。

（6）会用炒药机炒炙药物。

6. 煅法

（1）掌握 8 种常用代表性中药的炮制技术。

（2）掌握用煅至"微微发红"的标准检视贝壳类中药煅至适中，用煅至"通体红透"的标准检视化石类、矿物类中药煅至适中，以及用"掰断法"检视棕榈炭的煅存性等操作技巧。

（3）会用反射炉煅制药物。

7. 蒸法、煮法、焯法、复制法、发酵法、发芽法

（1）掌握若干种常用代表性中药的炮制技术。

（2）掌握《中国药典》中制备桑螵蛸、制草乌、制川乌、清半夏、姜半夏、法半夏、制天南星、制白附子、淡附片等炮制品的操作技术。

8. 煨法、制霜法、提净法、水飞法

（1）掌握若干种常用代表性中药的炮制技术。

（2）掌握"指甲刻划法"检视煨肉豆蔻的质量和观察"无亮银星"控制朱砂研细质量的操作技巧。

（3）会使用球磨机研磨药物。

（二）选做实验

1. 掌握"颠法"技术。

2. 会使用药筛（竹筛）筛选药物。

3. 会使用去毛机、风选机净制药物。

4. 会用滚筒式洗药机和减压冷浸装置等洗药、润药机械进行中药的洗净和浸润操作。

5. 会用手工切药刀切制中药饮片。

6. 掌握药匾摊撒饮片技术。

7. 会用多能提取罐进行中药的蒸、炖、煮、燀等炮制操作。

8. 能进行槟榔浸泡软化后的槟榔碱含量测定。

9. 会做半夏炮制前后的刺激性试验。

四、说明

1. 大纲的应用范围和使用方法

（1）本大纲适用于中等职业学校中药专业。

（2）本大纲教学内容采用模块结构，包括理论知识基础模块、选用模块和实践性教学模块（含基本实验、选做实验）。基础模块和基本实验是中药专业各专门化方向都应该完成的（教学方案见下表）。各校可根据需要从选用模块和选做实验中选择教学内容。

（3）本大纲中提及的"常用代表性中药"名录，各校可根据当地用药习惯适当调整。

68 学时教学方案（含基础模块和基本实验）

序号	课程内容	学时数			
		合计	讲授	实验	机动
1	总论	4	4		
2	净选加工	6	1	5	
3	切制饮片	6	2	4	
4	清炒法	12	1	11	
5	加辅料炒法	10	1	9	
6	炙法	10	1	9	
7	煅法	3	1	2	
8	蒸法、煮法、燀法、复制法、发酵法、发芽法	5	1	4	
9	煨法、制霜法、提净法、水飞法	5	1	4	
	机　　动	7			7
	总　　计	68	13	48	7

2. 教学建议

本课程教学以实训为主，要精讲多练，加强个别指导，充分调动学生学习的主动性、积极性。

应多采用现代化教育技术，以增强学生感性认识，弥补实验条件的不足。建议采用与本大纲配套的音像教材《中药炮制操作技能》（已出版），边看边做。

注意理论联系实际，注意炮制技术的新发展，适时引进新的教学内容。

要注意改革考核手段与方法，实际操作成绩可占总成绩的70%，对在学习和应用上有创新的学生、勤于实践不畏辛苦的学生应特别给予鼓励。

附录：常用代表性中药炮制品名录（120种）

1. 净选加工品种

枸杞子、花椒、菊花、荆芥段、槐米、白茅根、桑叶、牡蛎、昆布、淡苁蓉片、草果仁、金樱子肉、枇杷叶、生斑蝥、乌梢蛇、麻黄、莲子肉、莲子心、山楂、乌梅肉、山萸肉、炒苍耳子、大腹毛、艾绒、麻黄绒。

2. 切制加工品种

益母草、丹参、北沙参、白术、槟榔、桔梗、川芎、玄参、荷叶、党参、香橼、丝瓜络、苏木、降香。

3. 清炒品种

炒麦芽、炒槐花（米）、炒莱菔子、炒牛蒡子、炒牵牛子、炒王不留行、焦麦芽、焦山楂、地榆炭、荆芥炭、茅根炭、槐花（米）炭、艾叶炭、侧柏炭、蒲黄炭。

4. 加辅料炒法

麸炒苍术、麸炒枳壳、麸炒薏苡仁、麸炒僵蚕、麸炒山药、米斑蝥、米党参、土山药、土白术、醋鳖甲、醋山甲、烫骨碎补、制马钱子、阿胶珠、制鱼鳔胶、制刺猬皮、烫水蛭。

5. 炙法品种

酒白芍、酒大黄、醋香附、醋乳香、醋芫花、盐小茴香、盐知母、盐车前子、盐杜仲、姜厚朴、姜草果仁、蜜黄芪、蜜麻黄、蜜百合、炙淫羊藿。

6. 煅法品种

枯矾、煅石决明、煅龙骨、煅磁石、煅自然铜、淬阳起石、煅炉甘石、棕榈炭。

7. 蒸、煮、燀、复制、发酵、发芽品种

黄芩、桑螵蛸、酒熟地黄、醋五味子、制何首乌、制藤黄、制草乌、制川乌、制巴戟片、制硫黄、燀苦杏仁、姜半夏、清半夏、法半夏、制天南星、制白附子（制禹白附）、附子（淡附片）、淡豆豉、大豆黄卷、谷芽。

8. 煨制、制霜、提净、水飞品种

煨肉豆蔻、巴豆霜、西瓜霜、芒硝、玄明粉、朱砂粉。